Schwazer Kostbarkeiten 11

Peter Hörhager

Ernst Brandl und das Penicillin V

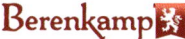

Schwazer Kostbarkeiten 11

Peter Hörhager

Ernst Brandl und das Penicillin V

Herausgegeben von der Stadt Schwaz

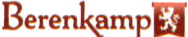

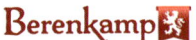

Bibliografische Information der Deutschen Bibliothek:
Die Deutsche Bibliothek verzeichnet diese Publikation in der
Deutschen Nationalbibliografie; detaillierte bibliografische Daten
sind im Internet über http://dnb.ddb.de abrufbar.

Inhaltsverzeichnis

Zum Geleit   7

Vorwort des Bezirkshauptmanns   9

Einleitung   11

Aufgewachsen am Lahnbach   **14**

Der Bub gehört ins Paulinum …   **25**

Es begann in einer Brauerei   **28**

„V" wie „vertraulich" – das Wunder von Wörgl   **39**

Schockmeldung aus Amerika   **51**

Im Paarlauf zum Erfolg   **57**

Ernst Brandl – ganz privat   **62**

Neue Ehe, neues Glück   **69**

Mein Onkel Ernst   **76**

Eine Stiftung und ein Wissenschaftspreis   **82**

Zeitzeugen erinnern sich   **92**

Viele Ehrungen und Auszeichnungen   **98**

Ernst Brandl – wörtlich   **104**

Der lyrische Ernst Brandl   **108**

Danksagung   118

Bildnachweis   119

Quellen   119

Der Autor   120

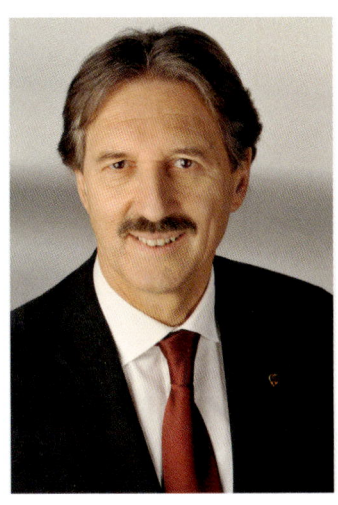

Zum Geleit

Der 11. Band unserer Kostbarkeiten ist einem besonderen Menschen gewidmet: unserem Ehrenbürger, dem großen Wissenschaftler und Humanisten, Univ.-Prof. Dr. Ernst Brandl.

Das von Prof. Brandl entwickelte oral einzunehmende Penicillin hat den Aufschwung und schließlich den Weltruhm der Biochemie in Kundl bewirkt.

Ernst Brandl war auch ein begeisterter Schwazer und ist seiner Heimatstadt besonders verbunden geblieben. Die Wissenschaft und die Forschung haben für ihn immer auch den Blick frei gemacht für das Wesentliche in seinem Leben: die Suche nach dem Sinn und die Antwort auf die existenziellen Grundfragen.

Als Naturwissenschaftler war er gewohnt, Dingen auf den Grund zu gehen und unsere Lebensgrundlagen zu erforschen.

Wie Teilhard de Chardin, der große christliche Philosoph des Existenzialismus im 20. Jahrhundert, fand er den Sinn des Lebens, die Antwort auf Fragen des Woher, Wohin und Wozu im Leben in einer tiefen Religiosität.

Davon zeugen ganz besonders seine Gedichte, in denen er die Bewahrung der Schöpfung als die wesentliche Aufgabe des Menschen beschreibt.

Unser Ehrenbürger, Prof. Dr. Ernst Brandl, wäre heuer 100 Jahre alt geworden. Diese Ausgabe unserer Kostbarkeiten soll den Menschen, den Wissenschaftler und den Schwazer Ernst Brandl für uns alle fassbar machen und ihm ein bleibendes Andenken bewahren.

Ernst Brandl hat einen großen Teil seines Vermögens in eine Stiftung eingebracht, deren Erlöse sozialen Gruppen, beiden katholischen Pfarren sowie dem Franziskanerkloster in unserer Stadt Zuwendungen sichern und die Arbeit in diesen Einrichtungen unterstützen. Die wichtigste Aufgabe der Stiftung aber ist die Vergabe des Ernst-Brandl-Preises, der jedes Jahr an einen herausragenden Wissenschaftler oder eine herausragende Wissenschaftlerin aus dem Bereich der Biochemie und der Medizin unserer Landesuniversitäten verliehen wird.

Danken möchte ich unserem Stiftungsvorsitzenden Herrn Bezirkshauptmann HR Dr. Michael Brandl und allen Mitgliedern des Vorstands für ihr Wirken, besonders Peter Hörhager für die Bereitschaft, sich mit diesem großen Denker zu befassen. Das jüngste Werk aus der Reihe der Schwazer Kostbarkeiten soll ein Zeichen der Wertschätzung und des Dankes gegenüber einem großen Sohn unserer Stadt sein.

Ich wünsche uns allen viel Freude mit dem 11. Band unserer Kostbarkeiten und verbleibe mit den besten Wünschen.

Dr. Hans Lintner
Bürgermeister

Vorwort

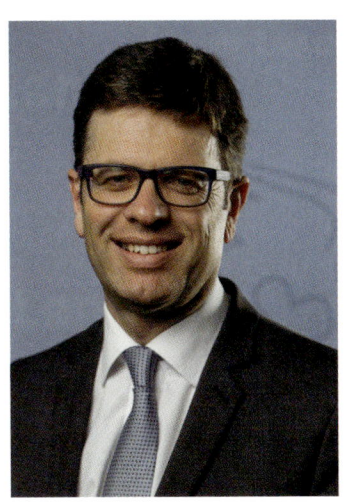

Mit meiner Bestellung zum Bezirkshauptmann von Schwaz ist der Tradition folgend auch die ehrenvolle Aufgabe verbunden, den Vorsitz des Kuratoriums der Prof.-Ernst-Brandl-Stiftung zu führen. Unsere Namensgleichheit ist dabei immer wieder Anlass für verwandtschaftliche Rückschlüsse. Diese sind jedoch nicht zutreffend. Es hat hier der Zufall in amüsanter Weise Regie geführt. Umso größer ist seither mein Interesse, mehr über Ernst Brandl zu erfahren.

Univ.-Prof. Ernst Brandl war nicht nur ein nobelpreiswürdiger Forscher und Wissenschafter von internationalem Rang, der mit seiner Entdeckung der gesamten Menschheit einen unschätzbaren Dienst erwiesen hat. Er war eine Persönlichkeit, die seine Familie, die Heimatstadt Schwaz und letztlich ganz Tirol entscheidend geprägt hat: universell gebildet, international vernetzt und dennoch seiner Heimat fest verbunden, ein bekennender Katholik, ein Humanist und Menschenfreund, ein Homo sapiens im besten Sinn. Dies bezeugen eindrücklich die von ihm ins Leben gerufene Stiftung für soziale Zwecke und zur Förderung junger Wissenschafter wie auch seine Gedichtbände, die uns nicht zuletzt an unsere Verantwortung für Natur und Umwelt erinnern. Es verwundert daher nicht, dass der von Prof. Ernst Brandl gestiftete und seit 1989 jährlich vergebene Forschungspreis aus Sicht der Leopold-Franzens-Universität Innsbruck beziehungsweise der Medizinischen Universität zu den angesehensten und prestigeträchtigsten wissenschaftlichen Auszeichnungen in Tirol zählt.

Das vorliegende Buch von Peter Hörhager anlässlich des 100. Geburtstags macht die vielen Facetten dieser faszinierenden Persönlichkeit, seiner Lebensgeschichte wie auch der damaligen Zeit sichtbar.

Ich danke der Stadtgemeinde Schwaz und Herrn Bürgermeister Dr. Hans Lintner für die Initiative und die Herausgabe dieses Werks in der Reihe der Schwazer Kostbarkeiten. Es ist eine spannende und geradezu filmreife Geschichte, die hoffentlich eine breite Leserschaft finden wird!

Dr. Michael Brandl
Bezirkshauptmann von Schwaz
Vorsitzender der Prof.-Ernst-Brandl-Stiftung

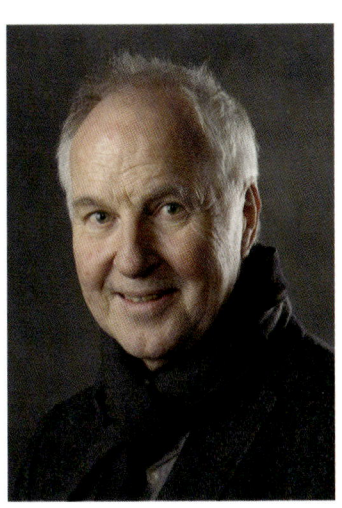

Einleitung

Schwaz beherbergte zwei Personen, die auf dem Gebiet der Medizin Hervorragendes geleistet haben: Philippus Theophrastus Aureolus Bombastus von Hohenheim, besser bekannt als Paracelsus, sowie – Jahrhunderte später – Dr. Ernst Brandl.

Paracelsus (1493–1541) weilte mehrmals in Schwaz und studierte das Leben der Bergleute, die Mühsal ihrer Arbeit und vor allem ihre Krankheiten. Seine Studien fasste der Begründer der Ganzheitsmedizin, als der er mit Fug und Recht bezeichnet werden darf, in drei Büchern über die „Bergsucht" zusammen, außerdem experimentierte er im Schwazer Laboratorium des Gewerken Siegmund Fieger und ließ sich von diesem in die Grundlagen der Alchemie einführen.

Ein richtiger Schwazer ist Univ.-Prof. Ernst Brandl, der heuer (2019) 100 Jahre alt geworden wäre. Gemeinsam mit seinem Freund, Studienkollegen und Mitarbeiter Hans Margreiter entdeckte/entwickelte er in der Biochemie Kundl das Penicillin V. Dieses neue Penicillin war wirksam, ungiftig und vor allem säurestabil. Im Klartext: Es wurde nicht mehr von der Magensäure zersetzt und konnte daher in Tablettenform verabreicht werden. Der kleine Kundler Betrieb, in dem beim Einstieg von Ernst Brandl nur eine Handvoll Leute gearbeitet hatten, wurde zum Pharma-Riesen.

Hans Margreiter verstarb 1968 allzu früh im Alter von nur 45 Jahren. Ernst Brandl wirkte bis zur Pensionierung im Jahr 1982 in dem Kundler Werk.

Univ.-Prof. Ortwin Bobleter, damals Vorstand des Instituts für Radiochemie und angewandte physikalische Chemie der Universität Innsbruck, war am 16. November 1977 bei der Tiroler Erfinder-Ehrung für Ernst Brandl Laudator und hielt Folgendes fest:

„Bei Dozent Brandl erliege ich oft dem Tagtraum, dass alle, die ihre Gesundheit und ihr Leben dem Penicillin V verdanken, sich mit einem Dankgeschenk einstellen. Die Österreichische Post wäre hoffnungslos verloren! Sie käme in größte Verwirrung, da sicher nicht genügend Lagerplatz im ganzen Unterinntal zur Verfügung stehen würde." Dem ist wahrlich nichts hinzuzufügen!

Peter Hörhager

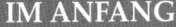

IM ANFANG

Geschrieben steht: „Im Anfang war das Wort."
Wie soll der Mensch nun dieses deuten?
Vor jedem Wort steht klar der Sinn –
könnt' es nicht Wissenschaft bedeuten?
In jedem Falle wär' es ein Beginn.

Doch hiemit ist's wohl nicht geschafft –
im Anfang war vielleicht die Kraft,
oder – um das Wort zu wechseln –
begann doch alles mit der Tat?
Um keinesfalls die Fakten zu verwechseln,
reicht dazu des Menschengeistes Rat?

Geschrieben steht: „Im Anfang war das Wort",
und ohne des Verstandes Licht zu schmäh'n,
zur Deutung will die Gnad' ich mir erfleh'n.

Die Tat, die Kraft, der Sinn
sind sicherlich ein recht' Gewinn;
doch Ihn zu ahnen, Ihn versteh'n
kann doch im Herzen nur gescheh'n
und dieses spricht – was ewig bliebe –
im Anfang war die Liebe!

In principio erat amor –
ad finem manet amor!

Aufgewachsen am Lahnbach

Die wahrlich abenteuerliche Geschichte
der Familie Brandl

Das Rauschen des Lahnbachs und das Stampfen der Gattersäge waren die Begleitmusik des kleinen Ernst. Seine Familie besaß und betrieb in Schwaz nämlich die knapp oberhalb der „Anglbrücke" gelegene „Brandl-Säge"; der Lahnbach lieferte die dafür erforderliche Energie.

„Am 18. Mai 1919 kam ich in Schwaz als zehnter und letzter Sohn des Sägewerksbesitzers Eduard Brandl und seiner Frau Maria geb. Hosp zur Welt." So leitet er selbst seinen Lebenslauf ein. Sein Neffe Erich Brandl, vor der Pensionierung Professor am Paulinum und viele Jahre in der Kommunalpolitik tätig, hat den Stammbaum bezie-

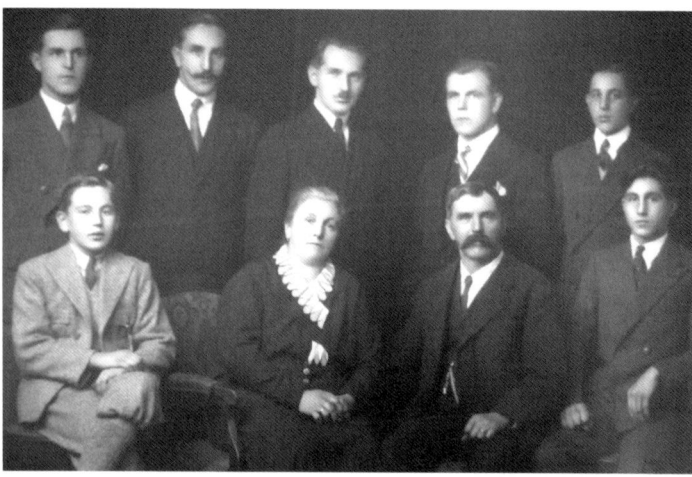

Ernst Brandl (links unten) mit seinen Eltern und sechs seiner Brüder

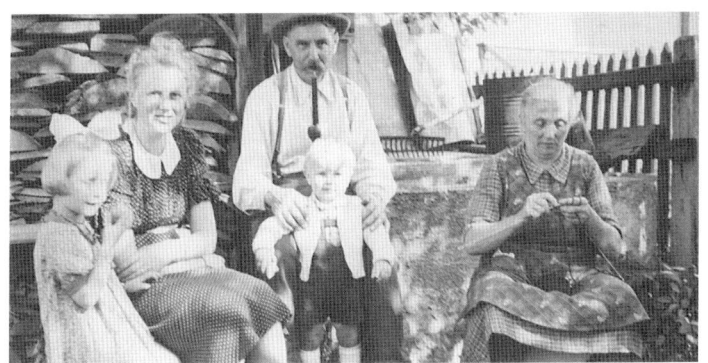

Ernst Brandl mit seinen Großeltern

hungsweise die Familiengeschichte der Brandl durchleuchtet. Seine Aufzeichnungen liefern ein wahrlich buntes Bild einer bemerkenswerten Dynastie. Eduard Brandl, der Vater von Ernst Brandl (und Großvater von Erich Brandl) war demnach ein alteingesessener Schwazer. Laut „Ariernachweis" – die Nazis haben einen solchen verlangt! – sind die Brandl mindestens seit 1792 in Schwaz registriert. Eduard Brandl heiratete am 23. April 1900 (in Altötting) Maria Hosp, die in Söll geboren wurde, deren Familie aber wahrscheinlich aus Lermoos stammte. Sie brachte eine ansehnliche Mitgift in die Ehe mit, es gibt sogar Hinweise auf eine blaublütige Vergangenheit. Demnach soll einer ihrer Vorfahren Feldmarschallleutnant Karl Edler von Hosp, geb. am 23. April 1835 in Brescia, gewesen sein.

Das Paar kaufte ein großes, am Lahnbach gelegenes Grundstück und errichtete darauf ein Sägewerk. Die Geldanlage machte sich bezahlt, denn – Zitat: „… der außergewöhnlich tüchtige, fleißige und sparsame Eduard Brandl war am Zenit seines Unternehmertums der reichste Schwazer". Er baute als Energiequelle für das Sägewerk ein Wasserkraftwerk und war – für die damalige Zeit beachtlich – sogar in Paris und London.

Der Aufstieg Eduard Brandls fiel in die Zeit des Niedergangs von Schwaz. Die einstige reiche Bergbaumetropole stand Ende der 1920er-Jahre wegen des von ihr finanzierten Baus der Patscherkofelbahn vor dem finanziellen Ruin und bekam vom Land einen kommissarischen Leiter vorgesetzt. Als die Stadtväter bei Eduard Brandl zwecks Bezahlung der Gemeindebediensteten Bargeld leihen wollten, meinte der als gutmütiger Polterer bekannte Unternehmer trocken: „Ja, muss ich denn die ganze Stadt erhalten?"

Der Vater von Ernst Brandl war nicht nur ein tüchtiger Unternehmer, er zeugte – wie eingangs erwähnt – auch zehn Söhne, wovon zwei allerdings schon im Kindesalter verstarben. Die von Erich Brandl recherchierten Schicksale des Brandl-Nachwuchses wären einer TV-Serie würdig. Der älteste Bub Eduard (nach Josef, der als Kleinkind verstorben war) hatte ein verkürztes Bein, weil er bei einem Sturz in den Dorfbrunnen seine Hose nass machte und sie aus Angst vor zu Hause in der Sonne trocknen

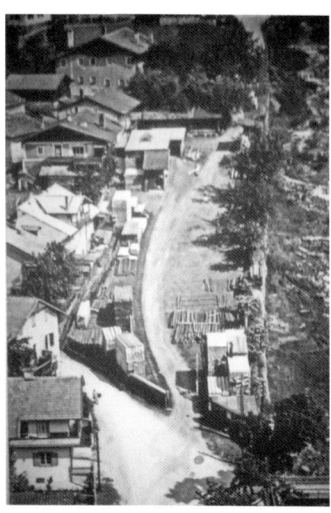

ließ. Dabei verkühlte er sich das Bein so stark, dass es nicht mehr richtig wuchs. Wegen dieser Behinderung durfte er Lehrer werden, obwohl sein Vater zeit seines Lebens große Vorbehalte gegen Studierte hatte. Eduard wurde nach dem Zweiten Weltkrieg Direktor der Hauptschule Schwaz und anschließend Bezirksschulinspektor, war einige Jahre Parteiobmann der ÖVP Schwaz und starb mit nicht einmal 60 Jahren. Sei-

Das Sägewerk am Lahnbach

ner Ehe mit Maria Ploner – sie war eine Halbschwester von Helene Rinner, die mit Franz Brandl verheiratet war – entstammen die Töchter Hilda und Annemarie. Letztgenannte heiratete den Künstler, Lehrer und späteren Hauptschuldirektor Fred Schwarz. Martin, der Sohn des Paares, ebenfalls Lehrer und Künstler, illustrierte übrigens die Lyrik-Bände von Ernst Brandl.

Anton, geb. 1903, starb im Alter von 19 Monaten. Franz, der Nächstgeborene, arbeitete im Sägewerk, das er nach der Pensionierung seines Vaters auch übernahm. Im Zweiten Weltkrieg beendete der Einberufungsbefehl allerdings seine Tätigkeit. Franz wurde zur Wehrmacht eingezogen und fiel am Balkan.

Ihm folgte Sohn Max, der – wie damals üblich – Pfarrer werden sollte. Er durfte das Leopoldinum, also das Gymnasium der Franziskaner in Hall, besuchen (das Paulinum in Schwaz wurde erst 1926 eröffnet), trat auch der Schwazer Studentenverbindung Frundsperg bei, wollte vom Theologiestudium aber bald nichts mehr wissen. Schließlich studierte er Medizin, wurde Arzt und machte als Primar am Krankenhaus Wörgl eine beachtliche Karriere. Er heiratete die Tochter des Kaminkehrermeisters Anton Polack in Schwaz, der ein stadtbekanntes Original war, und hatte mit ihr zwei später ebenfalls beruflich sehr erfolgreiche Kinder: Christine war Rechtsanwältin in Innsbruck, Peter lange Jahre Chef der Stadtwerke Schwaz.

Auch Hans (geb. 1908) zog sich schon als Jugendlicher ein heute nicht mehr einwandfrei definierbares, chronisches Leiden zu, das ihn zeit seines nicht einmal 30 Jahre dauernden Lebens an das Bett fesselte.

Der nächste Bub, Alois, war der Vater von Erich, dem Autor der Brandl-Chronik. Er wollte eigentlich Goldschmied werden, doch auf Wunsch/Befehl seines Vaters musste er eine Schneiderlehre absolvieren. Schneider –

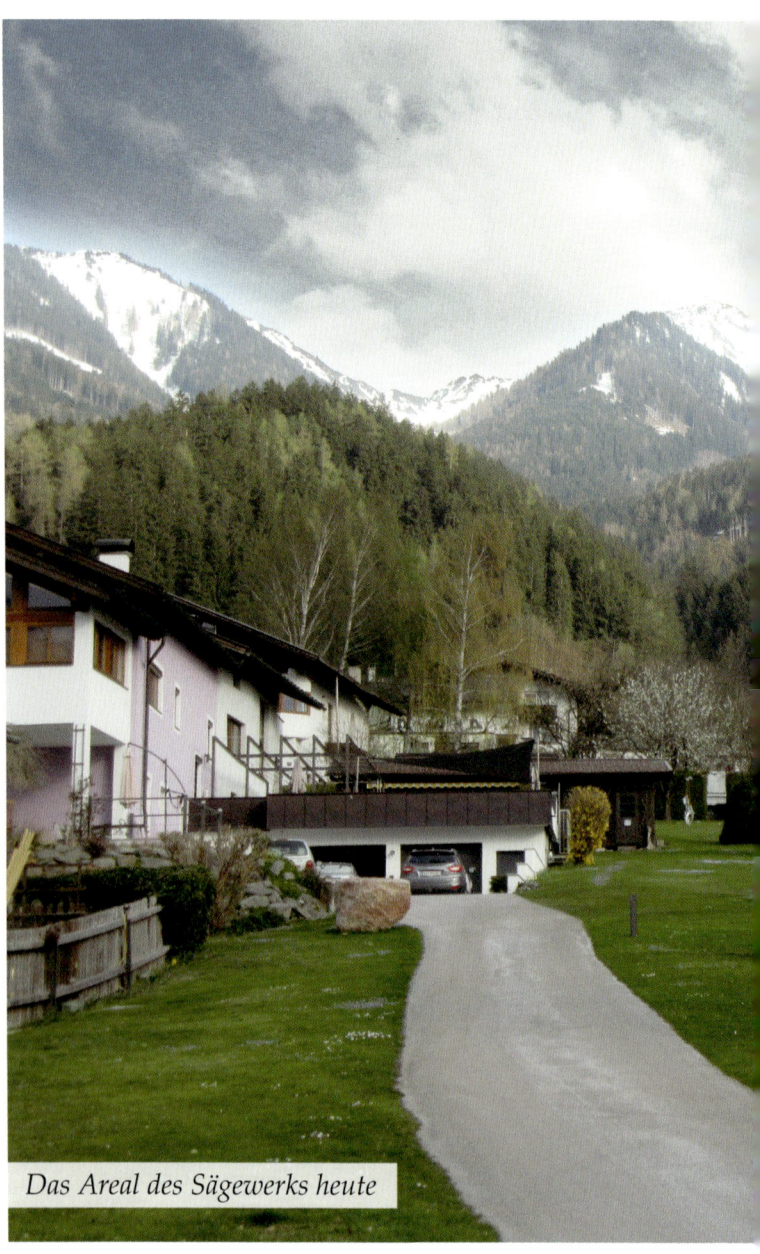

Das Areal des Sägewerks heute

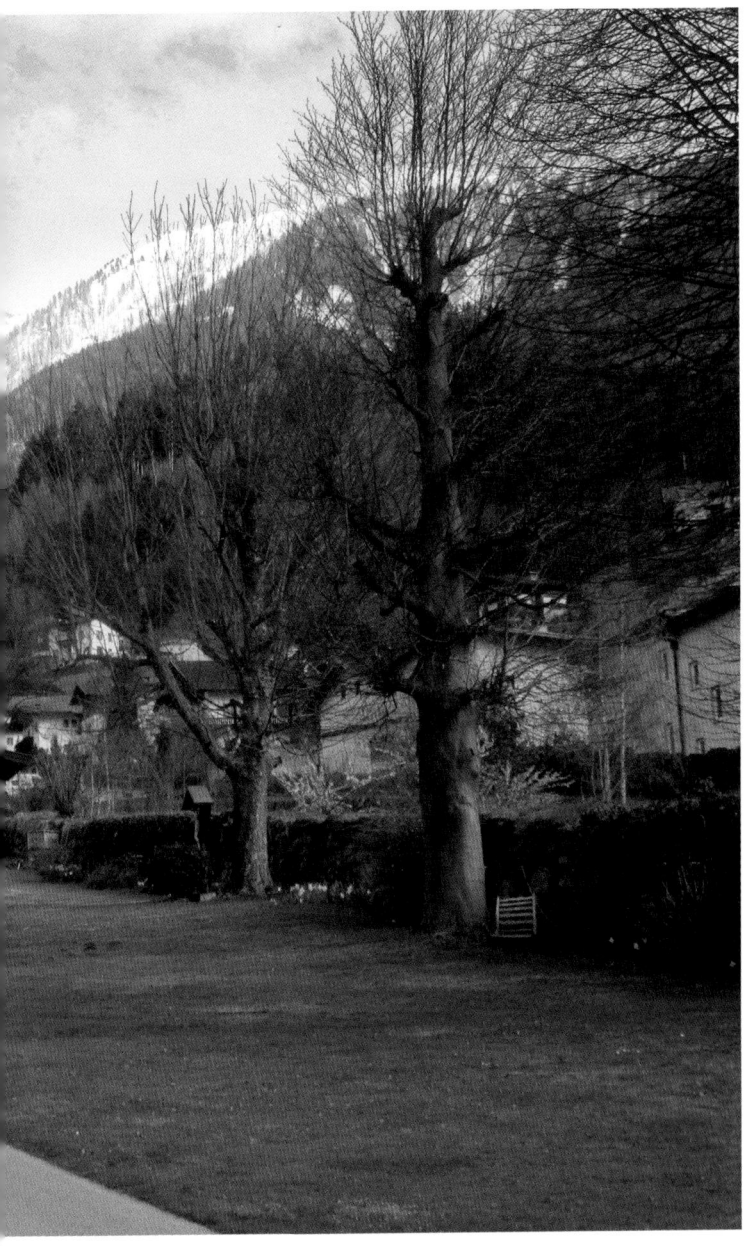

nein, das wollte Alois nicht bleiben! Nach Ableistung seines Militärdiensts blieb er daher beim Bundesheer und wurde Berufssoldat. Nach dem Anschluss Österreichs wurde Alois Brandl in die deutsche Wehrmacht übernommen und war beim Überfall auf Polen am 1. September 1939 dabei. Obwohl er also ab dem ersten Kriegstag an verschiedenen Kriegsschauplätzen im Einsatz war, überstand er den gesamten Krieg ohne jegliche Verletzung. Nach Kriegsende ging es allerdings nicht Richtung Heimat, sondern für fast ein ganzes Jahr in amerikanische Gefangenschaft.

Dank einer Anstellung in der Bezirkshauptmannschaft Schwaz verlief nach seiner Entlassung das weitere Leben der Familie bald wieder in geordneten Bahnen. Apropos Familie: Alois hatte sich in die auf der anderen Seite des Lahnbachs lebende Marianna verliebt. Die Liebe trug Früchte, denn Marianna wurde schwanger. „Ein lediges Kind – für die damalige Zeit ein unverzeihlicher Sündenfall und Riesenskandal", hält Erich Brandl in der Familienchronik fest. Kurzum: Nach der Geburt der Tochter Lisi im November 1930 verhängten die Eltern über das Liebespaar ein absolutes Begegnungsverbot. Mit wenig Wirkung – nur 13 Monate später kam mit Martha die zweite Tochter auf die Welt.

Erst vier Jahre nach der Geburt der ersten Tochter hatte das Paar genug Geld, um einen Hausstand zu gründen und zu heiraten. Erich Brandl: „Bei der Hochzeit fragte mein reicher Großvater meinen armen Vater, ob er nicht etwas Geld brauche, aber mein Vater antwortete aus Stolz, er brauche nichts." 1937 kam der erste Sohn Eduard auf die Welt, er starb mit zwei Jahren an Hirnhautentzündung, gerade als der zweite Sohn Josef geboren wurde. Erich komplettierte dann die nun auf vier Kinder angewachsene Familie, die Marianna Brandl dank ihrer Mutter und ihrer Schwester Berta (verheiratete Leo) notdürftig durch die Kriegs- und noch schwierigeren Nachkriegsjahre brachte.

Albert, geboren 1914, war der nächste Sohn von Eduard und Maria Brandl. Schilderungen seiner Streiche als Bub und Jugendlicher füllen mehrere Seiten in der Brandl-Chronik. Eigentlich sollte er Metzger werden, aber weil ihm die kleinen, zum Schlachten vorgesehenen Kälber so leid taten, beendete er schon nach ein paar Tagen die Lehre. Beim deutschen Barras war er unter anderem in Polen und im Rheinland stationiert. Nach dem Krieg war er als Verkäufer und Telefonist beim städtischen E–Werk angestellt. Sein Chef war DI Anton Orgler, der auch Landesfeuerwehrkommandant von Tirol und als solcher ein guter Freund des österreichischen Feuerwehrkommandanten und legendären Polizeipräsidenten von Wien, Joschi Holaubek, war. Albert Brandl und seine Frau Lina (von ihnen stammt Tochter Brigitte) waren aktive Mitglieder der Kolpingbühne Schwaz – sie als Schauspielerin, er als Souffleur.

Da, wie weiter oben berichtet, Franz Brandl, der das Sägewerk von seinem Vater übernommen hatte, in Jugoslawien unter schrecklichen Umständen umgekommen war (die Partisanen hatten das Haus, in dem sich Franz mit anderen Soldaten aufgehalten hatte, angezündet und keinen entkommen lassen), führte Sohn Ludwig den Betrieb weiter. Er heiratete 1945 und hatte mit seiner Frau Sidi fünf

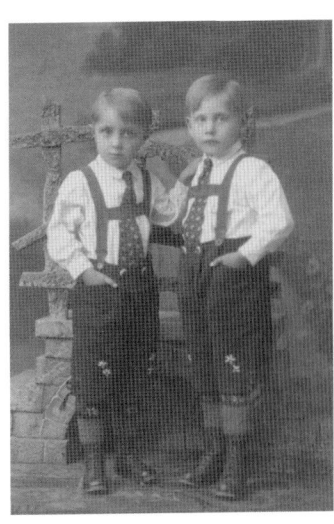

Ludwig (li.) und Ernst Brandl

Kinder. Barbara war lange in der Musikschule Schwaz tätig, Ulrich studierte Medizin und ordinierte als praktischer Arzt bis zu seiner Pensionierung in Schwaz. Michael ist in Vorarlberg verheiratet, Sidi-Marie in Australien und Franz sowie Barbara wohnen dort, wo einst die Brandl-Säge stand.

Da keines der Kinder Ludwigs die Säge weiterbetreiben wollte und sich die früher optimale Lage am Lahnbach als großes Hindernis für eine wirtschaftlich erfolgreiche Weiterführung erwies – das Werk hätte in die Schwazer Felder verlegt werden müssen –, wurde die Säge in den 1950er-Jahren aufgelassen. Die Brandl-Säge war Geschichte und wurde im Jahr 1972 überhaupt abgerissen.

Nach dem Tod seines Vaters im Jahr 1992 riss Franz Brandl auch das Wohnhaus teilweise ab (der untere Teil mit dem Gewölbe und der Balkendecke blieb erhalten) und errichtete einen Neubau. Seine Schwester Barbara baute dann ab 1996 das obere Haus um. Räder der einstigen Transmission der Säge, die eine Außenwand zieren, erinnern noch heute an den früheren Betrieb. Und: Nach wie vor liefert das familieneigene Kraftwerk elektrische Energie.

Nun zum jüngsten Sohn, zu Ernst Brandl. Auch von seiner Kindheit ist ein besonderes Erlebnis zu berichten. Er fiel als Kind von einem der riesigen Holzstöße, die das Gelände des Sägewerks fast flächendeckend einnahmen. Der bewusstlose Bub wurde in der Küche auf eine Bank gelegt und blieb dort – niemand holte einen Arzt! – fast eine Woche lang regungslos liegen. Unglaublich – plötzlich stand er auf und überstand gottlob dieses traumatische Erlebnis ohne dauerhafte gesundheitliche Schäden.

FLIEDERDUFT

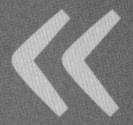

Fliederduft spielt noch im Haar,
möchte nächtelang verweilen,
das Innere aber wird's gewahr,
wie rasch die Stunden eilen.

Leise, mit betörendem Geruch, fließt
des Holunders Botschaft übers Feld;
unter grünem Blätterdach genießt
ein Vogelpaar die Seligkeit der Welt.

Doch bald wird es die Aster zeigen,
wie rasch das Jahr vergangen ist;
des Blüh'n und Welkens steter Reigen
erinnert alles Leben an die Frist.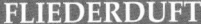

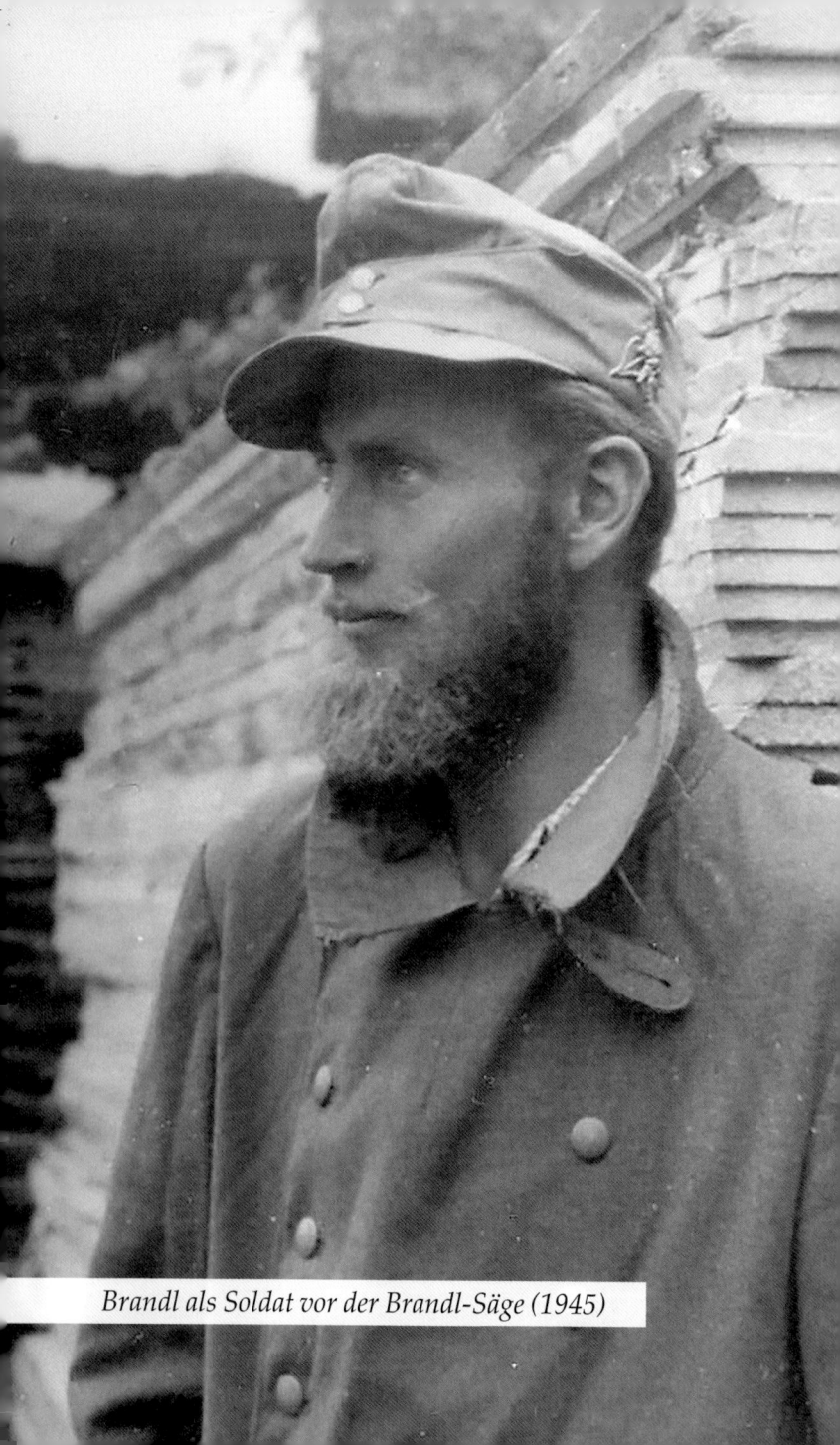

Brandl als Soldat vor der Brandl-Säge (1945)

Der Bub gehört ins Paulinum

… und dann begann der Krieg

Er muss ein gescheites Bürschl gewesen sein, der Ernst Brandl. Denn nach vier Volks- und zwei Hauptschulklassen wechselte er an die Schwazer Eliteschule, ans Bischöfliche Gymnasium Paulinum. Als externer Schüler und, wie er in seinem Lebenslauf vermerkt, „auf Wunsch der Eltern". „Der Bub ist zum Arbeiten zu dumm", zitierte er später lachend seinen Vater. Es waren jene Jahre, in denen er die Karl-May-Bände „gefressen" hat. Und Musterschüler war er auch keiner, vor allem in den naturwissenschaftlichen Fächern ist er „immer geschwommen". Sein Lieblingsfach war Deutsch, und auch andere Sprachen hatten es Ernst Brandl angetan. Er lernte – zusätzlich zu Latein und Griechisch – Italienisch, Englisch, Französisch und später noch Esperanto.

Seine Matura legte Ernst Brandl in einem für Österreich schicksalsschweren Jahr ab: 1938, also in jenem Jahr, in dem aus Österreich die Ostmark wurde. „Als wir erfuhren, dass Hitler einmarschiert ist, habe ich geweint. Ich weiß nicht warum. Ich weinte. Ich habe den Krieg vorausgeahnt", erzählte er in einem Interview.

Wie damals üblich, musste er nach der Mittelschule zwecks Ableistung des Militärdiensts den Schulranzen gegen den Tornister der Deutschen Wehrmacht tauschen. Die weitere Lebensplanung des Schwazers – Ernst Brandl wollte mit dem Studium der Staatswissenschaft beginnen – wurde durch ein Ereignis unterbunden, das

die ganze Welt veränderte: den Beginn des Zweiten Weltkriegs. Die Wehrmachtuniform blieb in den nächsten
sechs Jahren die Standardkleidung von Ernst Brandl.
Polen, wo er als Funker eingesetzt wurde, war die erste
Station des Soldaten Brandl. Es folgten vier Jahre an
einem besonders ungemütlichen Kriegsschauplatz – an
der Eismeerfront, wo er beim Entsatz von Narvik dabei
war. Es war ein Chemiebuch, in das er sich in den Jahren
im hohen Norden verbiss, es aber – wörtliches Zitat –
„nicht verstand". Es wurde ihm sogar ein Studienurlaub
gewährt, aber – nach einer zünftigen Abschiedsfeier mit
seinen Kameraden – am Tag der geplanten Abreise auf-
grund des Kriegsverlaufs wieder gestrichen.
Die letzte Phase des Weltenbrands er- beziehungsweise überlebte der Tiroler, der inzwischen zum Leutnant
befördert worden war, in Frankreich. „Ich habe nie auf
Menschen schießen müssen – Gott sei Dank", bilanzierte
er später. In der Eifel geriet er in amerikanische Gefangenschaft. Zufall oder nicht – dort lernte Ernst Brandl
einen bayrischen Dozenten für Chemie lernen, der das
Interesse des jungen Schwazers für dieses Fach weiter
anheizte.
Wegen seiner angeschlagenen Gesundheit wurde er bereits im September 1945 aus der Gefangenschaft entlas-
sen. Er hatte sich nämlich im Kriegseinsatz als Funker
in Narvik durch eine Streptokokken-Angina eine Schädigung der Herzklappen zugezogen und war deshalb
körperlich nur leicht belastbar. Abgesehen von sechs
verlorenen Jahren laborierte Ernst Brandl bis zu seinem
Tod an den Folgen dieser (kriegsbedingten) gesundheitlichen Beeinträchtigung. Diese bremste auch seine
weitere Ausbildung, denn wegen seines angeschlagenen
Gesundheitszustands konnte er erst im Sommersemester
1946 mit dem Studium in Innsbruck beginnen.

SONNE

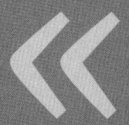

Du atmest die Sonne
in deine Sinne,
immer, auch dann,
wenn sie nicht scheint,
mir nicht scheint.
Und wenn meine Flügel
kraftlos, mutlos, lustlos
zu Boden gesunken,
dann lässt der Strahl
deiner Augen
und deine zärtliche Hand
auch mich
die Sonne
wieder erleben,
als erweckende Kraft,
die mir den Mut
und die Lust gibt,
den Staub der Verzagtheit
von den Flügeln zu schütteln
und den Aufstieg
in die leuchtenden Höhen
zu wagen.

Es begann in einer Brauerei

Ein französischer Offizier schuf
die Basis für die Biochemie Kundl.

Ab dem Sommersemester 1946 pendelte Ernst Brandl also
zwischen Schwaz und Innsbruck, wo er endlich sein durch
den Krieg verzögertes Studium beginnen hatte können.
Kunstgeschichte oder Naturwissenschaft? – Das waren
die Studienrichtungen, zwischen denen der inzwischen
27-Jährige schwankte. „Es war wohl die Faszination des
Unbekannten, die mich schließlich dem Stiefkind meiner
Mittelschuljahre, der Che-
mie, in die Arme führte",
hielt er später fest.
Nach Absolvierung des
Doktorandums (das Stu-
dium absolvierte er in nur
sieben Semestern!) bewarb
sich Ernst Brandl im Som-
mer 1949 mit Erfolg um
einen Platz als Ferialpraktikant in der jungen Bio-
chemie Kundl – ein Glücksfall für den Studenten
Brandl und letztlich auch
für das Unternehmen. Für
den Studenten, weil er sich

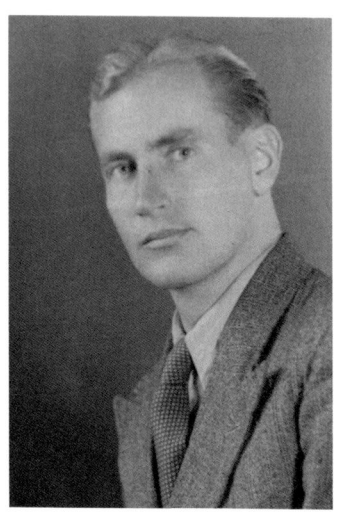

Der Student Ernst Brandl

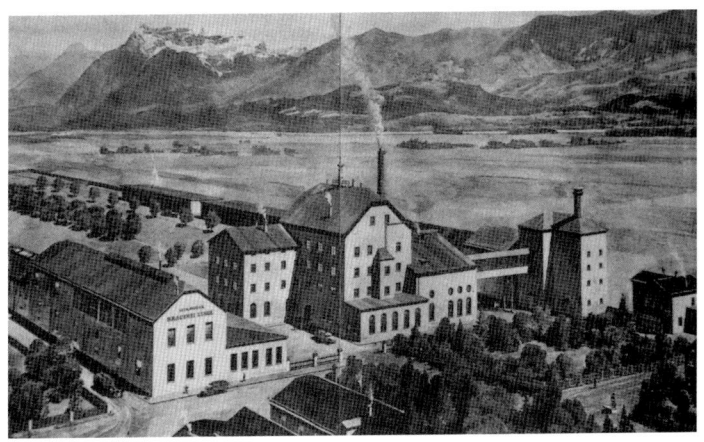

Blick auf das Areal der Brauerei Kundl

im Betrieb voll und ganz seinem Fach, der angewandten Mikrobiologie, zuwenden konnte und es dort, wie er später immer wieder betonte, „freies Kantine-Essen" gab. Ein zusätzliches Zuckerl in den von Lebensmittelknappheit geprägten Nachkriegsjahren …

Der Betrieb, den sich Ernst Brandl für sein Praktikum ausgesucht hatte, verdankt seine Gründung im Grunde genommen den französischen Besatzern. Diese lösten im Sommer 1945 die Amerikaner als Besatzungsmacht ab. In ihren Reihen Michel Rambaud, ein Chemiker im Offiziersrang, der schon in der englischen Penicillin-Forschung tätig gewesen war. Rambaud erfuhr von den stillgelegten Räumlichkeiten der Kundler Bierbrauerei und erkannte, dass sich die traditionsreiche Brauerei in eine Penicillinfabrik umbauen ließ. Bier und Penicillin entstehen im Prinzip ja auf Basis des gleichen Verfahrens: Fermentation!

Mit der Kundler Bierbrauerei fand Rambaud ein geschichtsträchtiges Bauwerk. Der 1495 vom bayrischen Gutsherrn Wolfgang von Hocholtingen erbaute Ansitz wurde nach mehrmaligem Besitzerwechsel vom Adelsgeschlecht Plank erworben. Bartlmä Plank eröffnete im Jahr 1658 mit kaiserlichem Privileg in dem Schloss eine Brauerei. Zwischen 1831 und 1922 scheint als Besitzer die Familie Kirchler auf. 1927 gingen Schloss und Brauerei in das Eigentum der Österreichischen Brau AG Linz über.

Am Ende des Zweiten Weltkriegs musste die Brauerei wegen Rohstoffmangels eingestellt werden, die Erzeugung des Kundler Biers erfolgte dann aber noch viele Jahre im Schwesterbetrieb in Innsbruck, dem ebenfalls zur Österreichischen Brau AG gehörenden Bürgerbräu.

In den ersten Nachkriegsjahren waren allerdings nicht (nur) Bier, sondern vor allem Medikamente gefragt. Der Mangel, unter dem breite Bevölkerungsschichten litten, war die Ursache für viele Infektionskrankheiten. Allein in Tirol wurden 1946 rund 1.000 Diphteriefälle registriert! Es gab zwar ein „Wundermittel", aber das stand nur in äußerst geringem Ausmaß zur Verfügung: Penicillin. Dessen Entwicklung steckte noch in den Kinderschuhen und war am Schwarzmarkt heiß begehrt. Der Vorrat, der in Tirol 1946 – wohlgemerkt: für das ganze Jahr

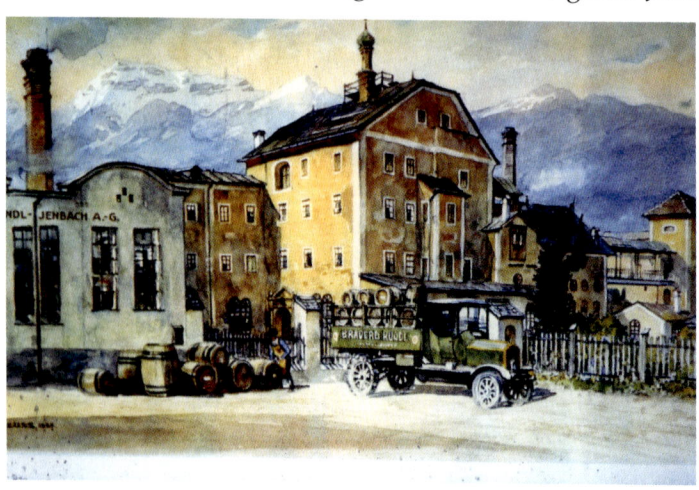

Brauerei Kundl der vereinigten Brauereien Kundl-Jenbach (Plakat)

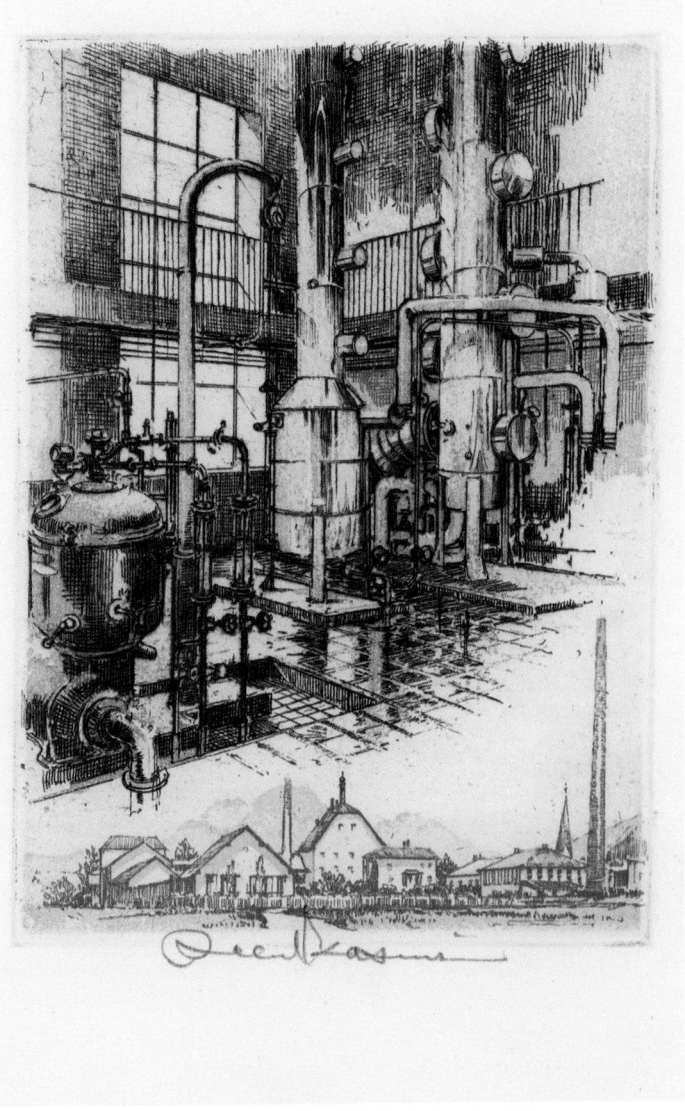

Blick in das Innere der noch jungen Biochemie Kundl

– zur Verfügung stand, reichte gerade für 1.500 Verab-
reichungen. Welche Anstrengungen auch andernorts un-
ternommen wurden, um zu Penicillin zu kommen, be-
weist das Beispiel der Schering AG in Berlin. Dort wurde der Urin von mit Penicillin behandelten Patienten
aus amerikanischen und britischen Militärlazaretten ge-
sammelt, um aus diesem das kostbare Medikament zu-
rückzugewinnen.

Der 17. Mai 1946 darf daher als wichtiges Datum in der
Tiroler Medizingeschichte eingestuft werden. An diesem Tag gründete Rambaud gemeinsam mit der Brau
AG (Eigentümerin der Brauerei) die Biochemie GmbH.
Das vorgegebene Ziel: die österreichische Bevölkerung
mit Penicillin aus eigener Erzeugung zu versorgen. Mit
sechs Mitarbeitern wurde – zuerst im Labor des Innsbrucker Bürgerbräus, wenig später im Gebäude der stillgelegten Brauerei Kundl – die Aktion Penicillin gestartet.
Das Management der Brau AG beorderte den Gärungs-
chemiker Dr. Richard Brunner und den Mikrobiologen
Dr. Kropacsy nach Kundl, die maßgeblich für den Auf-
bau der neuen Produktionsstätte verantwortlich waren.
Speziell Brunner erwies sich als Glücksfall. Der Chemiker und Brauereibiologe verfügte über glänzende wis-
senschaftliche Zeugnisse und schien sogar etwas von
Penicillin zu verstehen. Er erklärte sich bereit, „in ein un-
bekanntes Dorf in Tirol zu übersiedeln, um hier, statt Bier
zu brauen, es einmal mit Penicillin zu versuchen".

Die Bedingungen und die technische Ausstattung in
Kundl waren, gelinde ausgedrückt, allerdings mehr als
dürftig. Es herrschte ein eklatanter Mangel an Geld,
Personal, Geräten und Rohstoffen. So dienten Behälter
für die V-2-Raketen, die im Schwazer Bergwerk gefer-
tigt worden waren, als Rührgefäße. Zur Belüftung der
Versuchsgefäße wurden Luftkompressoren eingesetzt,
bei denen Motoren der Tigerpanzer den Antrieb bilde-

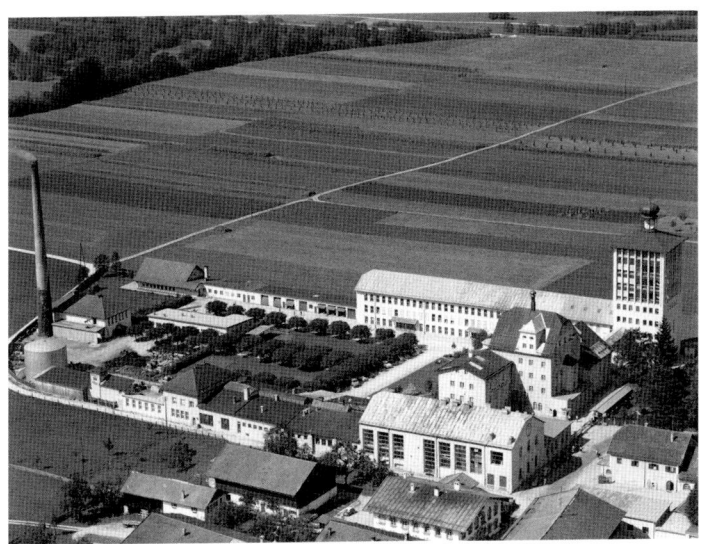

Aus der Brauerei Kundl wurde die Biochemie Kundl.

ten. Aus ehemaligen deutschen U-Booten stammten die Antriebe für die Rührwerke; Teile der Rohrleitungen wurden aus dem zerbombten Café München in Innsbruck nach Kundl gebracht.

Trotzdem wurden in relativ kurzer Zeit erste Erfolge eingefahren, denn bereits zwei Jahre später verließen die ersten Ampullen mit dem damals noch gelb gefärbten Penicillin G das Werk. „Heute würde man kein Pferd damit behandeln", hielt Josef Koenig in seinem Buch „Die Penicillin-V-Story" fest. Die neue Substanz war nicht säurestabil, weshalb sie bei oraler Einnahme von der Magensäure angegriffen und daher wirkungslos geworden wäre; sie konnte nur „injektabel", also mit der Spritze, verabreicht werden.

Von einer Massenproduktion war noch keine Rede. Die Ampullen wurden vom werkseigenen Glasbläser hergestellt, die Abfüllung erfolgte händisch (!) mittels Pipetten, wobei bei dieser zeitaufwendigen Tätigkeit „alle, vom Direktor bis zum Praktikanten" (© Ernst Brandl), mitarbeiteten. Noch ein kurioses Detail aus der Biochemie-Frühzeit sei angeführt: Um die Vorbereitungs- und Einarbeitungsphase finanziell überleben zu können, wurden in Kundl auch Kosmetika und Christbaumschmuck hergestellt und verkauft.

Übrigens: Das im Mai 1948 von Handelsminister Kienböck offiziell eröffnete Werk bot seinen Mitarbeitern schon damals erstaunliche Sozialleistungen. So offerierte die Werkskantine Mittag- und Abendessen – auch für Familienangehörige. Bier gab es als „Haustrunk" zu verbilligten Preisen. Kinder durften kostenlos am Mondsee Urlaub machen. Die Firma zahlte für Spareinlagen höhere Zinsen als die Geldinstitute und half bei der Wohnraumbeschaffung.

Um die Mitte des Jahres 1948 verbreiteten die Österreichischen Medien die Nachricht, dass ein eigenes österreichisches Penicillin angeboten werde. Die Herstellerfirma sei die „Biochemie Ges. m. b. H." in Kundl in Tirol. Verständlich, dass diese Meldung für die Ärzteschaft, die Krankenhäuser und die Patienten eine Sensation darstellte. Appetitlich sah die gelbbraun gefärbte Substanz zwar nicht aus, aber sie war therapeutisch verwertbar und ohne Nebenwirkungen. Es handelte sich um kleine, mit Penicillinlösung getränkte Mycelkörper, die einige Jahre lang unter der Bezeichnung Peniciplast zur Behandlung von äußeren Verletzungen, Wunden, Furunkeln und Vereiterungen eingesetzt wurden.

Als nächster Schritt wurde die Produktion eines reinen und hellen Medikaments in Angriff genommen. Die Rede ist vom säureempfindlichen und daher nur mittels Spritze zu verabreichenden Penicillin G. Und damit war – nach fünf sorgenvollen und mühseligen Jahren – ein wichtiges Ziel des Unternehmens „Biochemie" erreicht. Das Manko: Unter den gegebenen Umständen konnten trotz aller Anstrengungen der Chemiker und Techniker kaum 40 Prozent des Eigenbedarfs gedeckt werden. Der weit größere Rest musste auf dem Weltmarkt gekauft werden.

Der Fortbestand des Unternehmens war aber beileibe nicht gesichert. Vor allem die finanzielle Situation war fatal. Zum Jahresende 1951 standen den 19 Prozent Eigenkapital rund 81 Prozent Fremdkapital gegenüber. Auch die innerbetriebliche Struktur war alles andere als wettbewerbstauglich. Kurzum: Es bedurfte einer Person, die das am Rand der Stilllegung befindliche Unternehmen wieder auf Vordermann brachte. Diese wurde in Karl Josef Schröder gefunden. Mit Vertrag vom 12. Juni 1951 wurde er zum Leitenden Geschäftsführer bestellt. „Die Eindrücke", so bekannte Schröder später, „die ich beim ersten Lokalaugenschein gewann, waren niederschmetternd. Im Grunde genommen lebte der ganze Betrieb von der Improvisation auf allen Gebieten."

Tatsächlich ging es dank Schröder wieder aufwärts, da drohte das nächste Ungemach. Bei einer Visite von Prof. Dr. Leopold Arzt, dem Präsidenten des Obersten Sanitätsrats der Republik Österreich, stellte dieser ein vernichtendes Urteil aus. Er merkte in seinem Visitationsbericht an, „dass mit der ganzen Sache schleunigst wieder Schluss zu machen sei". „Wie das bisherige Ergebnis deutlich erkennen lasse, sei ja auch wenig, zu schlechtes und zu teures Penicillin dabei herausgekommen", Leopold Arzt wörtlich. Außerdem merkte er an, dass er auf dem Weg über das Fabriksgelände „über Berge von Bierkisten und Fässern gestolpert sei und der Hof mit Lastwagen mit der Aufschrift ‚Brauerei Kundl' versperrt gewesen war". Süffisante Frage zum Schluss: „Bin ich nun in einer Penicillinfabrik oder in einer Bierbrauerei?"

Gottlob räumte er nach Intervention durch Dr. Schröder dem Unternehmen eine Galgenfrist von zwölf Monaten

ein. Und dann passierte etwas, was ihn mundtot
machte: Ernst Brandl und
Hans Margreiter entdeck-
ten, was die großen Che-
miekonzerne der Welt seit
Jahren mit hohem tech-
nischem und finanziellem
Aufwand suchten: das oral
einnehmbare Penicillin!
Ab 1954 wurde der gesamte
österreichische Bedarf an
Penicillin produziert. 1958
stand im nahe gelegenen
Schaftenau die „Alpine Chemische AG" zum Verkauf.

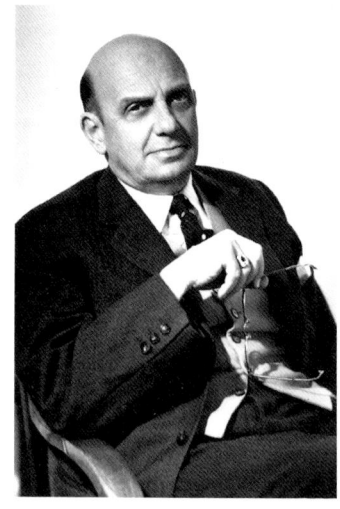

Karl Josef Schröder

Mit Unterzeichnung des Kaufvertrags wurde die Biochemie zum größten Pharmaunternehmen Österreichs.
Nächster Meilenstein: Mit 32 Millionen Schilling lagen
1961 die Erträge des Auslandsgeschäfts erstmals höher
als die nationalen Erlöse. Wie in der Firmengeschichte
nachzulesen ist, spielte das Unternehmen nun mit im Kon-
zert der Großen; langfristig war diese Position jedoch nur
mit massiven Investitionen zu halten. Da brachte sich das
Schweizer Pharmaunternehmen Sandoz ins Spiel. Der Deal
kam zustande, am 26. November 1965 wurde die Biochemie eine Tochtergesellschaft der Sandoz AG. Die Schweizer hatten 53 Prozent der Anteile übernommen. 1996 ver-
schmolzen Sandoz und Ciba-Geigy zu Novartis. Sieben
Jahre später kam es zur Wiedereinführung des traditions-
reichen Namens Sandoz.
Sandoz spezialisierte sich als Generikamarke von Novartis.
2003 wurde die Tiroler Biochemie GmbH in Sandoz GmbH
umbenannt. In Tirol beschäftigt Novartis (Stand 2019) rund
4.000 Personen, weltweit sind es 130.000.

DIE WEITE WELT

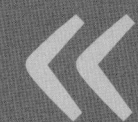

Die weite Welt,
ich durfte sie erleben;
das Flair
berühmter Orte
füllt die Tagebücher
meines Denkens.

In meiner Seele aber
blieb die Heimat
unauslöschbar eingeprägt.

Und immer schlug
das Herz voll Glück,
wenn ich zurückgekehrt
in den warmen Schoß
des Ursprungs.

Die weite Welt,
ich durfte sie erleben.

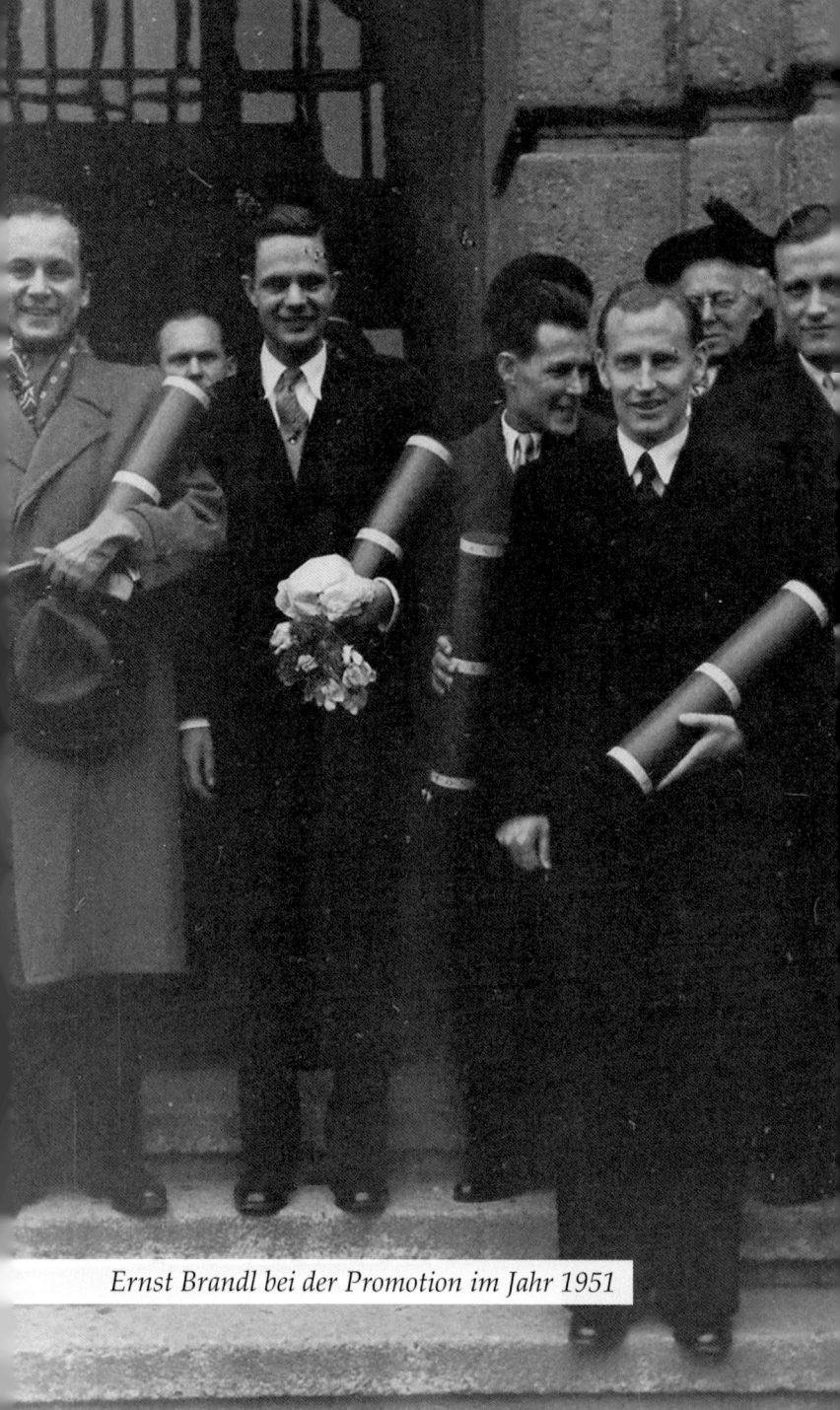

Ernst Brandl bei der Promotion im Jahr 1951

„V" wie „vertraulich"
– das Wunder von Kundl

Am 17. November 1951 startete Ernst Brandl
die alles entscheidende Versuchsreihe.

Ein Tag, zwei besondere Ereignisse. Das war der 17. November 1951. Es war ein Samstag, und Ernst Brandl war in seinen schönsten (wahrscheinlich damals einzigen) Anzug geschlüpft und nach Innsbruck gefahren. Zur Promotion zum Doktor phil. Am selben Tag hatte er, der für einen Monatslohn von 300 Schilling als Dissertant arbeitete, an der Biochemie jene Versuchsreihe gestartet, die schließlich zum säurestabilen Penicillin führen sollte.

Das Penicillin an sich gab es ja bereits. Es war, wie in jedem Lehrbuch nachzulesen ist, bekanntlich Dr. Alexander Fleming, der es 1928 durch Zufall entdeckt hatte. Als er nach seinem Sommerurlaub in sein Labor zurückgekehrt war, hatte er bemerkt, dass eine seiner Bakterienkulturen „verdorben" bzw. teilweise mit blaugrünem Schimmel bedeckt war und die versehentlich in eine Staphylokokkenkultur geratene Schimmelpilzkolonie diese buchstäblich aufzufressen begann.

Wie Fleming bei weiteren Versuchen entdeckte, hatte die Substanz, die er als „penicillium notatum" bezeichnete, eine fast unglaubliche Wirkung: Sie verhinderte die Ausbreitung vieler tödlicher Keime, außerdem zeigten sich keine Vergiftungserscheinungen im Tierversuch.

So weit, so gut. Aus heute nicht mehr nachvollziehbaren Gründen beließ es Fleming bei diesen Erkenntnissen

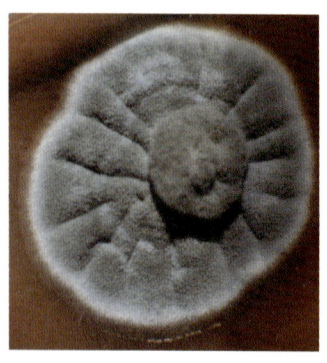

Penicillinpilz

und wandte sich anderen Forschungsgebieten zu. Das von ihm entdeckte Penicillin geriet fast in Vergessenheit. Erst Ende der 1930er-Jahre und dann während des Zweiten Weltkriegs wurde dessen Wert erkannt, wobei nur die leistungsfähige amerikanische Arzneimittelindustrie in der Lage war, Penicillin in größeren Mengen herzustellen. Am Höhepunkt des Kriegs, im Jahr 1943, lief die Penicillin-Erzeugung in Amerika bereits auf vollen Touren. Hunderttausenden von Verwundeten rettete das Penicillin das Leben.

In Europa war man noch nicht so weit, Penicillin blieb Mangelware. Wobei nicht nur dessen Herstellung, sondern auch die Verabreichung problembehaftet war. Neben dem Durchstichfläschchen, in dem sich das abgefüllte Penicillin befand, lag der Packung nämlich noch ein weiteres, mit sterilem Wasser gefülltes Fläschchen bei, aus dem der Arzt mit der Injektionsspritze zunächst das Wasser aufziehen musste; dieses kam sodann in das Fläschchen mit dem Penicillin, wo es der Arzt in gelöstem Zustand erneut aufziehen musste. Ein reichlich umständliches Verfahren, aber doch das erste österreichische Medikament mit einer sofortigen antibiotischen Wirkung.

Mit dem Jahr 1946 trat das englisch-amerikanische Penicillin G seinen Siegeszug auch durch Europa an. Österreich musste, wenn es von der Einfuhr des kostspieligen Medikaments unabhängig bleiben wollte, das Heilmittel aus eigener Kraft herstellen. Devisen für ausreichende Mengenkäufe im Ausland standen dem Land nämlich

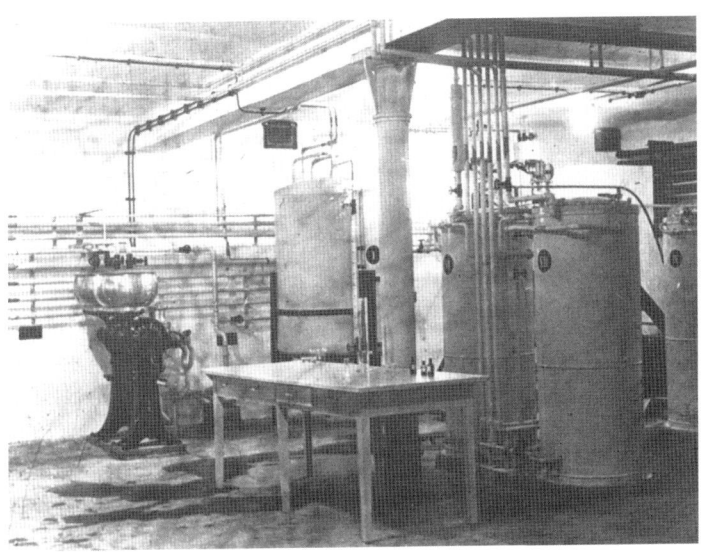

Die Mini-Produktionsanlage der Biochemie Kundl

nicht zur Verfügung. Wie eingangs erwähnt, entsteht Penicillin bei der Fermentation eines Schimmelpilzes, dem Fleming den Namen „penicillium notatum" gab. Ein solcher Pilzstamm gehörte in den Nachkriegsjahren zu den größten Kostbarkeiten der Penicillin erzeugenden Industrie, den jedes Unternehmen wie seinen Augapfel hütete und der deshalb für die Biochemie unerschwinglich war. Gottlob gab es Hauptmann Rambaud – er holte sich aus Frankreich einen solchen Pilzstamm!

In der primitiven Mini-Produktionsanlage in Kundl sorgte ein weiteres Problem bei den Verantwortlichen für Sorgenfalten: Penicillin kann nur unter absoluter Sterilhaltung erzeugt werden, weshalb es bei den improvisierten Apparaturen und alten Gerätschaften immer wieder zu Pannen kam. Regelmäßig gelangten Fremdkeime in die Fermentationsgefäße, die zur vollständigen Zerstörung des bereits gebildeten Penicillins führten. Zur Verdeutlichung: Diese Fremdkeime können in Minutenschnelle

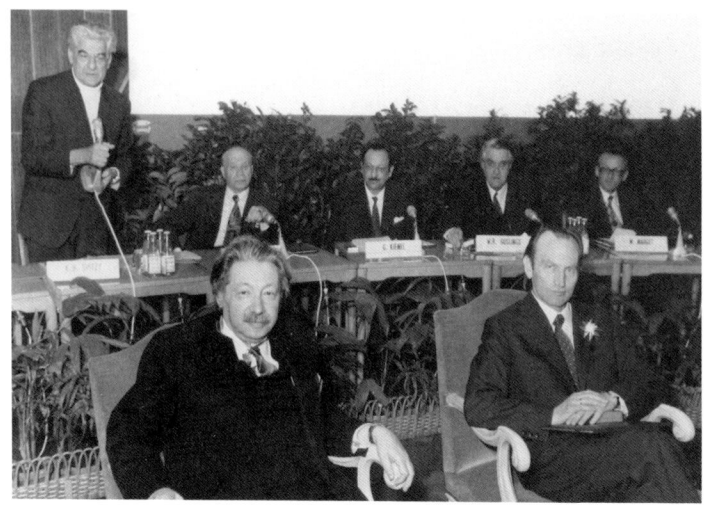

Nobelpreisträger Prof. Ernst Boris Chain und Prof. Ernst Brandl, hinten stehend Prof. Karl Hermann Spitzy (1973)

eine ganze Tankfüllung zerstören, und eine einzige Füllung repräsentierte damals einen Wert von 30.000 Schilling.

Eine Kommission, der unter anderem die Chemiker Dr. Brunner und Dr. Margreiter sowie die Biologen Dr. Kropaczy und Dr. Brandl angehörten, sollte Lösungen zur Behebung dieser teuren Pannen finden. Diese Situation führt uns zurück zu Ernst Brandl. In ihrem Beitrag „Penicillin V – eine Sternstunde der Biochemie Kundl" schildert Dr. Elisabeth Riedl im Jahr 1981 in auch für Laien verständlicher Sprache die Kundler Sternstunde(n):

„Eines Tages, es war um die Jahreswende 1951/52, geschah folgendes: Nach einer Serie schwerer Infektionen in den Fermentationstanks, die das zuvor in tagelanger Fermentation gebildete Penicillin wieder einmal in Minutenschnelle zerstört hatten, fasste Ernst Brandl den Entschluss, systematisch nach einem selektiven Desinfiziens zu suchen. Ein selektives Desinfiziens ist eine

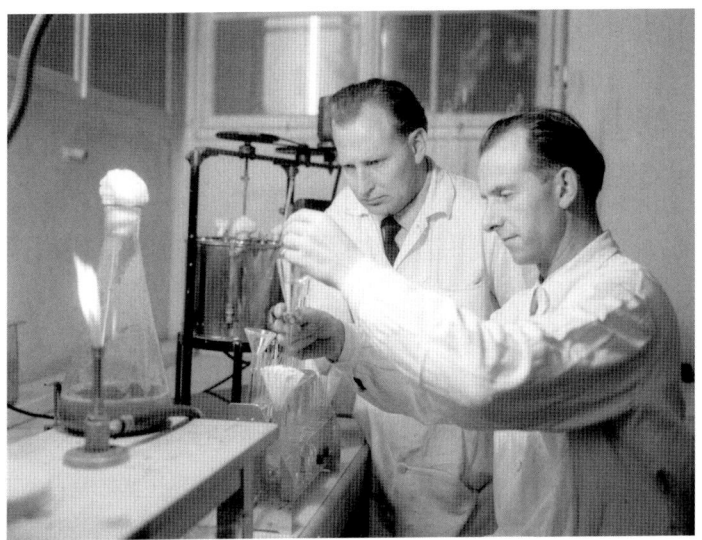

Ernst Brandl (li.) und Hans Margreiter im Labor

chemische Substanz, die Fremdkeime im Fermentations-
tank vernichtet, den Penicillin-Pilz und das von ihm gebildete Penicillin aber ungeschoren lässt. Brandl begann
also mit seiner Versuchsreihe, indem er der Fermentati-
onslösung verschiedene Chemikalien zusetzte, von denen er annahm, dass sie desinfizierend wirken könnten.
Aber trotz aller Geduld, trotz aller Mühe zeigte sich lange Zeit kein echter Erfolg. Die Substanzen, die desinfizierend wirken könnten, zerstörten auch den Pilz. Eines
Tages fand Brandl in einem vergessenen Winkel des
Werks ein paar Behälter mit Phenoxyaethanol aus La-
gerbeständen der alten Brauerei. Da auch diese Substanz
desinfizierend wirken könnte, setzte er sie der Fermen-
tationsbrühe zu. Und dabei zeigte sich etwas Merkwür-
diges: Der Pilz begann plötzlich üppig zu wachsen und
erzeugte riesige Mengen eines chemischen Produkts, das
eine stark erhöhte Aktivität zeigte. Brandl konnte sich
diesen Vorgang zunächst nicht erklären, aber er ahnte

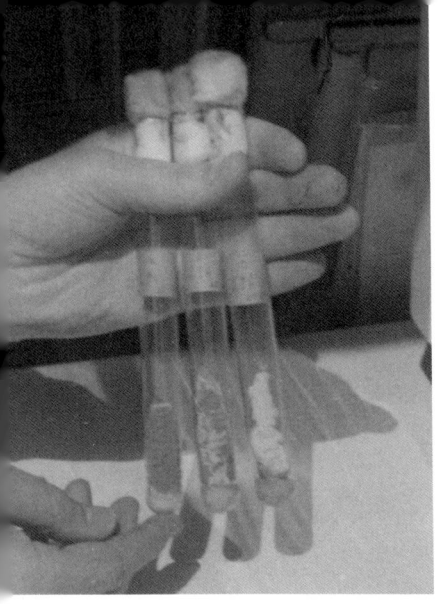

Die (ungereinigten) Glasröhrchen, in denen sich über Nacht kristalliner Niederschlag gebildet hat.

instinktiv, dass es mit dieser Entdeckung eine besondere Bewandtnis haben musste. Aus diesem Grunde verfasste er eine Aktennotiz und brachte sie Direktor Schröder vertraulich zur Kenntnis."

Ernst Brandl beschrieb später oft lachend, dass sowohl bei Fleming als auch in Kundl das Fehlen einer Putzfrau ausschlaggebend für beide Entdeckungen war. Brandl sinngemäß: „Wir sind nie vor zehn Uhr abends heimgegangen; ich habe dem Margreiter immer die Brühe gebracht, er hat den Inhalt isoliert, und dann haben wir halt geschaut, was herauskommt." So war es auch an einem Abend im Jänner 1952. Die beiden ließen die Glasröhrchen mit Resten der „Brühe", ohne sie auszuwaschen, zurück und gingen ein Bier trinken. Am nächsten Morgen sah Margreiter in einigen von ihnen einen weißen Niederschlag. „Und dann haben wir halt darüber diskutiert, ja, was könnte das sein? […] Das ist ja verrückt! Das kann entweder nur die saure Lösung sein oder das Penicillin!", wird Brandl von Helmut Alexander (Innovatives Tirol) zitiert. Die Sensation war perfekt, es handelte sich tatsächlich um säurestabiles Penicillin.

Dr. Karl Josef Schröder, der als Retter des im Sinken begriffenen Biochemie-Schiffs nach Tirol geholt worden war, erfasste intuitiv die bedeutungsvolle Nachricht, die ihm Ernst Brandl zukommen hatte lassen. Beide Männer vereinbarten absolutes Stillschweigen nach außen, da ihnen klar geworden war, dass Ernst Brandl bei seiner Suche nach einem „Desinfektionsmittel" eine bahnbrechende Entdeckung gemacht hatte. Schröder informierte Dr. Brunner und vereinbarte mit diesem, dass Dr. Hans Margreiter die chemischen Untersuchungen durchführen sollte. Dieser war mit Brandl von Jugend an befreundet, und diese langjährige Freundschaft bot (neben der wissenschaftlichen Qualifikation beider) die Garantie für eine vertrauensvolle und reibungslose Zusammenarbeit der jungen Forscher.

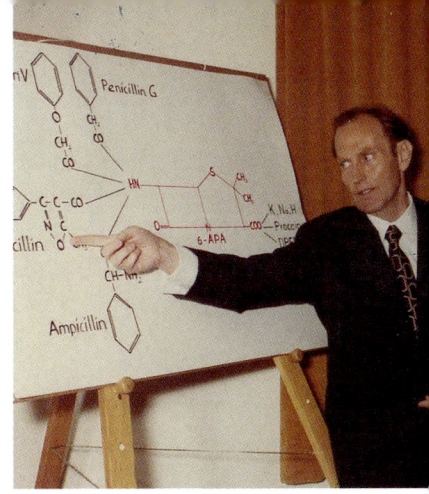

Ernst Brandl erklärt die Formeln von Penicillin V und Penicillin G.

Tatsächlich gelang Margreiter am 10. Februar 1952 die Isolierung einer wässerigen Penicillin-Salzlösung, die nach Zusatz einer Säure einen kristallinen Niederschlag ergab. Joseph Koenig („Die Penicillin-V-Story"): „Eine Gegenprobe erwies: Hätte man dem bekannten Penicillin G die gleiche Säure zugesetzt, so hätte sich das Penicillin G sofort zersetzt, es wäre inaktiv geworden und hätte keine Testwerte ergeben. Damit war der Beweis erbracht, dass die von Brandl gefundene und von Margreiter isolierte neue Substanz ein neues Produkt darstellte."

Die Frohbotschaft, die von Kundl aus rund um die Welt ging: Es können Penicillin-Tabletten hergestellt werden, die der Kranke mit derselben Wirkung, wie sie gespritztes Penicillin hervorbringt, nur zu schlucken braucht. Die gesamte Fachwelt hatte bis dahin ein solches Penicillin für einen unerfüllbaren Wunschtraum der Pharmazeutik gehalten. Selbst Dr. Richard Brunner und Dr. Kropaczy hatten noch knapp vor der Entdeckung Brandls gemeint: „Orales säurefestes Penicillin? Unmöglich!"

Und wie kommentierte Ernst Brandl selbst seine Entdeckung? „Es war Glück, Zufall – nein, mehr als Zufall, es war Bestimmung." Brandl über die weiteren Schritte: „Nachdem sich gezeigt hat, dass das Penicillin säurestabil ist, wurde es zuerst den Hasen[1] gegeben, und dann waren wir die Versuchshasen, Hans Margreiter und ich – wir haben uns ‚derstechen' lassen, haben es geschluckt, haben uns wieder Blut abnehmen lassen, es war also wirklich stabil, und es hat uns nichts getan."

In den folgenden Humanversuchen, die Professor Karl Hermann Spitzy an der Medizinischen Universitätsklinik Wien durchführte, zeigte sich sehr bald die durchschlagende Heilwirkung dieses neuen Oralpenicillins. Nach der Entwicklung der Penicillin-Tabletten bewies Spitzy (1962: „Penicillin in hohen Dosen"), dass man durch entsprechende Mengen des Antibiotikums auch schwerste Infektionen in den Griff bekommen kann.

Am 22. April 1952 wurden die neue Substanz und das Herstellungsverfahren in Österreich zum Patent angemeldet, als Markenname wurde Ospen gewählt.

Die Sensation war perfekt – erstmals konnte der gesamte heimische Bedarf aus heimischer Produktion gedeckt werden. Die kleine, knapp vor der Schließung stehende Biochemie war mit einem Schlag weltbekannt. Übrigens: Ernst Brandl hat die neue Substanz „Penicillin

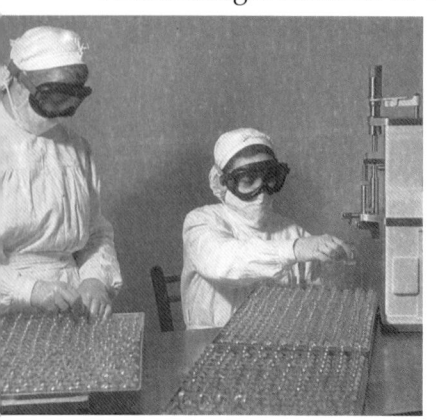

Im Labor der Biochemie Kundl

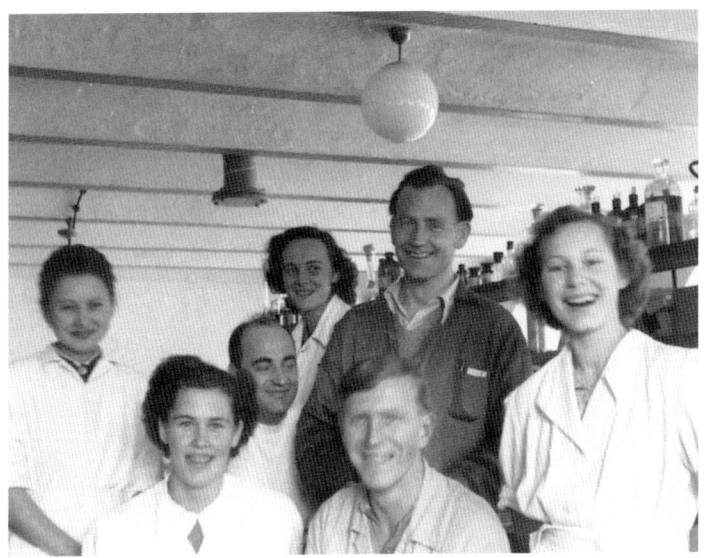

Der Praktikant Ernst Brandl mit Arbeitskollegen

V" genannt. Nicht wie „victory", sondern wie „vertraulich"!

Noch einmal sei Joseph König zitiert: „Kommen da zwei
unbeschwerte junge Leute frisch von der Universität, setzen sich verbissen an ihre Arbeit und stellen die gesamte
bisherige Wissenschaft ihres Fachgebiets auf den Kopf!
Waren sie aber wirklich so jung, wie es ihre Lebensjahre
auswiesen? Wer durch diesen Krieg gegangen war, kam
als reifer Mann zurück, dachte oder handelte wie ein solcher. So leiteten zwei Männer, oder sagen wir, ‚zwei relativ junge Leute', Dr. Ernst Brandl und Dr. Hans Margreiter, in ihrer ‚Sternstunde' eine Entwicklung in Kundl ein,
die der ‚Biochemie' weltweite Anerkennung und ihrem
Heimatland, dem kleinen Österreich, die Achtung und
den Respekt der Großen verschaffen sollte."

---

1. Der zu dieser Zeit in Kundl beschäftigte Pharmakologe Dr. Marco
Giovanini führte erfolgreich Versuche an Kaninchen durch.

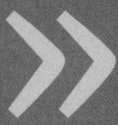

WEIHNACHTSSTIMMUNG

Stille Nacht —
Autos hupen, Züge dröhnen,
Menschen hasten, Kranke stöhnen;
alles ist zum Fest bereit,
still ist nur die Einsamkeit.

In dulci jubilo —
auch wenn es Nacht, die Liebe fern,
uns leuchtet der Mercedesstern;
allein das Herz, die Seele nackt,
wir bleiben stolz in Nerz verpackt.

Kling, Glöckchen kling –
Am Kamin ist's warm, und wir sind satt,
hell klingt das Glas, bald sind wir matt;
andere frieren, hungern, haben Sorgen?
Prosit, darum kümmern wir uns morgen.

MUTTER ERDE

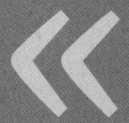

*Vergewaltigt von den eignen Söhnen
Mutter Erde mit dem Tode ringt,
der Umwelt dumpfes Stöhnen
bis an die Sterne dringt.*

*Der Mensch verpestet ungestört
brutal das Wasser, Land und Luft,
im Wahn, dass ihm die Welt gehört
und schaufelt so die eig'ne Gruft.*

An die
DIREKTION DER BIOCHEMIE .

Bezugnehmend auf den Kollektivvertrag für Angestellte in der Industrie (§ 14) erlaube ich mir hiemit die Direktion von einer Diensterfindung in Kenntnis zu setzen, die ich in den letzten Wochen machte und in mehreren Versuchsreihen überprüfte und ausbaute.

Ein in diese Richtung gehender Arbeitsauftrag lag nicht vor.

Die Arbeiten wurden sowohl am 100cc - als auch am 2 Liter-Kolben unter normalen Laborbedingungen durchgeführt.

Die Erfindung besteht darin, daß geringe Mengen von beta - Phenoxyäthylalkohol der Nährlösung zugesetzt werden, wodurch eine wesentliche Steigerung der Penicillinausbeute erzielt wird.

Versuchsergebnisse :

100 cc Kölbchen

| | ohne beta-Ph. | mit 0.1% beta - Ph. | |
		Mittel	Maximum
K-Stamm	394 OE/cc	2152 OE/cc	2477 OE/cc
D- Stamm	966 OE/cc	2095 OE/cc	2759 OE/cc

2 Liter- Kolben

| K-Stamm | 286 OE/cc | 1000 OE/cc | 1415 OE/cc |

Ausführliche Versuchsprotokolle liegen vor. Die Testwerte wurden biologisch gewonnen. Jodometrische Kontrollbestimmungen bei den 2 Liter-Kolben- Versuchen zeigten bei einem Penicillingehalt unter 1000 OE/cc befriedigende Übereinstimmung mit den biologisch gewonnenen Werten. Bei biologisch höheren Penicillintitern waren jedoch die jodometrischen Ergebnisse tiefer. (z.B. biologisch : 1670 OE/cc, Jodom.: 1067 OE/cc). Dies deutet auf die Bildung eines biol.aktiveren Penicillins hin. Die Entscheidung kann hier die Isolierung des Produktes bringen. Da im Kolbenversuch eine zur Fällung ausreichende Flüssigkeitsmenge nur schwer zu gewinnen ist, schlage ich vor, zum Tankversuch überzugehen.

Hochachtungsvoll

Brandl

Schockmeldung aus Amerika

US-Firma entwickelte bereits 1948 Penicillin V,
erkannte aber dessen Wirkung nicht.

Als am 10. Februar 1952 in der Biochemie die Isolierung einer wässrigen Penicillin-Salzlösung gelang, die nach Zusatz einer Säure einen kristallinen Niederschlag ergab, war der Beweis erbracht, dass die von Ernst Brandl gefundene und von Hans Margreiter isolierte Substanz die Basis für Penicillin in Tablettenform bildete. Eine Weltsensation bahnte sich an.

Am 22. April 1952 wurden die neue Substanz und das Herstellungsverfahren in Österreich zum Patent angemeldet. Und da platzte eine Bombe, folgte dem Freudentaumel ein unerwarteter Tiefschlag. Der für die Patentanmeldung beauftragte Anwalt Dr. Kassler aus Wien informierte die Firmenleitung und die beiden Erfinder Brandl und Margreiter über eine Nachricht in der amerikanischen Patentliteratur, die in Kundl einen Schock auslöste: Die Firma Eli Lilly in Indianapolis, benannt nach ihrem Gründer Colonel Eli Lilly, hatte bereits 1948 Penicillin V entwickelt und in den Vereinigten Staaten und einigen anderen Ländern zum Patent angemeldet. Zum Glück für Kundl hatten die amerikanischen Chemiker aber das nutzbare Ausmaß ihrer Entdeckung nicht erkannt und keines ihrer diesbezüglichen Patente praktisch verwertet. Trotzdem war die Rechtslage klar, weshalb Dr. Kassler zum Schluss kam: „Hände weg von dem Patentverfahren für Penicillin V aus Kundl! Jeder Schilling dafür ist hinausgeworfenes Geld!" Sein Rat Richtung Schröder und Brunner: „Geben Sie auf, Sie kommen damit auf keinen Fall durch!"

Aufgeben – das war ein Begriff, den Karl Schröder nicht kannte. Wobei er aber erkannte, dass man sich mit Eli Lilly arrangieren musste. In diesem wohl kritischsten Augenblick des an Krisen nicht gerade armen Unternehmens zeigte sich das ideale Zusammenspiel von Schröder als Unternehmer und Brunner als Wissenschaftler. Brunner stellte klar, dass es sich bei den Erfindungen in den Vereinigten Staaten und in Kundl um zwei verschiedene Paare Schuhe handelte. „Noch niemals vor Brandl und Margreiter konnte eine freie, kristallisierte Säure des Penicillins erhalten werden", argumentierte er. Außerdem habe die US-Firma die Säurestabilität ihres Produkts überhaupt nicht erkannt, sonst hätten es die amerikanischen Chemiker logischerweise erprobt. Nach Meinung von Anwalt Kassler könnte nur eine gemeinsame Nutzung der Patente angestrebt werden, allerdings bezweifelte er die diesbezügliche Bereitschaft der Amerikaner.

Wieder führte das Schicksal Regie: Schröder lernte bei einer Tagung in Rom den Europa-Repräsentanten der

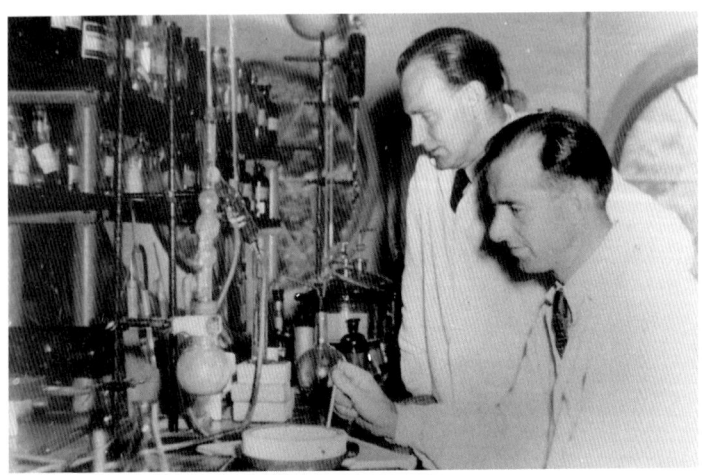

Im Labor der Biochemie Kundl

amerikanischen Firma Abbott kennen, der sich bereit erklärte, den Kontakt zur Firma Eli Lilly herzustellen. Außerdem schickte Schröder ein Telegramm über den großen Teich, in dem der Biochemie-Chef dem Management von Eli Lilly eine Aussprache mit dem Ziel künftiger Zusammenarbeit vorschlug. Die Tage, die dem Telegramm folgten, bezeichnete Schröder später als „die spannendsten in meinem Leben". Biochemie – Eli Lilly: da ist der Vergleich zwischen Maus und Elefant durchaus angebracht. Zehn Tage nach Absendung des Fernschreibens erschien aber tatsächlich eine Delegation von Eli Lilly in dem kleinen Tiroler Dorf. Das für unwahrscheinlich, wenn nicht unmöglich Gehaltene geschah: Am 21. Oktober 1953 kam es in Indianapolis zur Unterzeichnung eines Cross-Lizenzvertrags, mit dem sich die Biochemie und Eli Lilly die gegenseitigen Rechte am neuen Penicillin V sicherten. Ausschlaggebend für die Einigung war wohl auch, dass Otto K. Behrens, der Erfinder des Eli-Lilly-Patents, eidesstattlich erklärt hatte, dass er das Penicillin V tatsächlich nie in Händen und von der Säurestabilität der Substanz keine Ahnung gehabt hatte. Nach der Patent-Judikatur war Penicillin V daher als neue, patentfähige Substanz zu werten.

Damit war der Erfolg des Kundler Produkts gesichert. „In einer halsbrecherischen Aktion, die die Finanzkraft der kleinen Biochemie an ihre Grenzen trieb" (Elisabeth Riedl), erwirkte Schröder die Patentierung in weiteren 26 Ländern und den Abschluss von Lizenzverträgen mit den bedeutendsten Pharmakonzernen. Die Laufzeit der Patente belief sich auf 18 Jahre. Als Erfinder sind vermerkt: Dr. Ernst Brandl in Kundl und Dr. Hans Margreiter in Radfeld bei Rattenberg, Tirol.

Damals wurde das „V" daher nicht grundlos auch für „victory" gewertet …

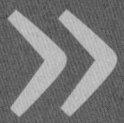

WAS WÄRE

Meine Wiege
war umläutet
von Kirchenglockenklängen;
was wäre,
hätten mich
Moscheen oder Tempel
bei meinem Eintritt
in die Welt begrüßt –
oder eine morsche Urwaldhütte,
ein schneebeladener Iglu?

Die Seele
wäre wohl die gleiche;
und die Moral –
kann sie verschieden sein?
Die Liebe
findet doch
in jedem Menschen
ihren Platz!

Anders wär'n
das Blut
und das Gefühl,
das Aussehen
und die Sprache,
Geschichte und Kultur
sowie der Glaube.

VERSTÄNDNIS

*Ein Imam
bleibt mir unvergessen;
Achtung
und Verständnis
vor dem anderen
waren die Begleiter
bei langer Diskussion
im Schatten der Moschee.
Der Halbmond leuchtete
vom schlanken Minarett,
so sonnenwarm
wie unsere Herzen.
Verschieden
ist der Weg,
das Ziel
ist gleich.*

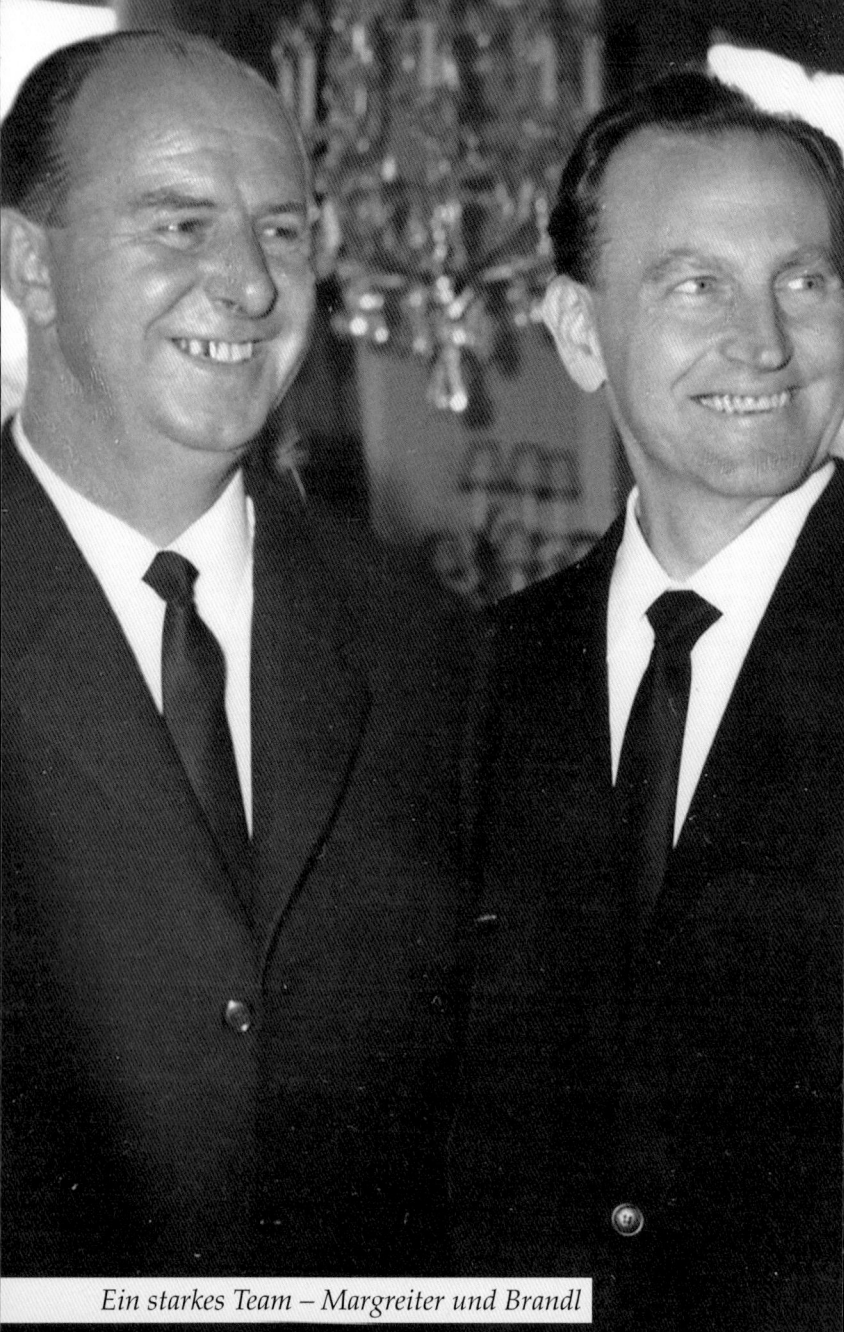

Ein starkes Team – Margreiter und Brandl

Im Paarlauf zum Erfolg

Hans Margreiter, Freund und Kollege von Ernst Brandl,
hatte maßgeblichen Anteil am Wunder von Kundl.

In einer Publikation über Ernst Brandl darf der Name
Hans Margreiter nicht fehlen. Man muss beide als Väter
des Penicillins in Tablettenform nennen. In der Patent-
schrift für das Penicillin V ist der Paarlauf auch festge-
schrieben. „Als Erfinder sind vermerkt: Dr. Ernst Brandl
in Kundl und Dr. Hans Margreiter in Radfeld bei Rattenberg, Tirol."

Ernst Brandl legte 1951 bei seinem Versuch mit Phenoxyaethanol die Basis für das neue Medikament. Nachdem
er die Geschäftsleitung über die vielversprechenden Versuchsergebnisse informiert hatte, bat er mit Billigung des
Direktors seinen alten Freund und Studienkollegen Hans
Margreiter, der sich vorwiegend mit Aufarbeitungsfra-
gen befasste, bei der Isolierung behilflich zu sein. Brandl
im Rückblick: „Der Versuch gelang, und wir hatten nun
erstmals das neue Penicillin als weißliches Pulver in Händen." Im Klartext: Hans Margreiter isolierte bei seinen
chemischen Versuchen das säurestabile und damit in Tablettenform herstellbare Penicillin.

Radfelds berühmtester Bürger, als den man Margreiter
mit Fug und Recht bezeichnen darf, wurde am 28. September 1923 als Sohn des Landwirts Michael Margreiter
und dessen Gattin Katharina geboren; ihnen gehörten die
Bauernschaften beim „Prosser" und „Welzenberger" in
Radfeld. Hans Margreiter hatte zwei Brüder, von denen

einer nicht aus dem Krieg heimkehrte. Der andere übernahm den elterlichen Hof beim Prosser, an Hans Margreiter fiel der Hof beim „Welzenberger".

Ähnlich wie bei Ernst Brandl unterbrach beziehungsweise verzögerte auch bei Hans Margreiter der Zweite Weltkrieg die Ausbildung. Als 18-Jähriger musste er 1941 direkt von der Schulbank in Kufstein weg in den Krieg ziehen. Er kam in Finnland, Russland und Italien zum Einsatz. Erst nach Kriegsende beziehungsweise nach der Rückkehr aus amerikanischer Kriegsgefangenschaft legte er im Herbst 1946 am Bundesrealgymnasium Kufstein die Matura ab. Es folgte das Studium der Chemie an der Leopold-Franzens-Universität in Innsbruck, wo er 1951 promovierte. Univ.-Prof. Erika Cremer, die seine Doktorarbeit begutachtete, bescheinigte dem jungen Forscher „großes experimentelles Geschick bei seinen Versuchen". Versteht sich, dass sie seine Arbeit mit „sehr gut" bewertete.

Schon vorher erhielt Margreiter (wie Brandl!) eine Anstellung als diplomierter Chemiker im Forschungslabo-

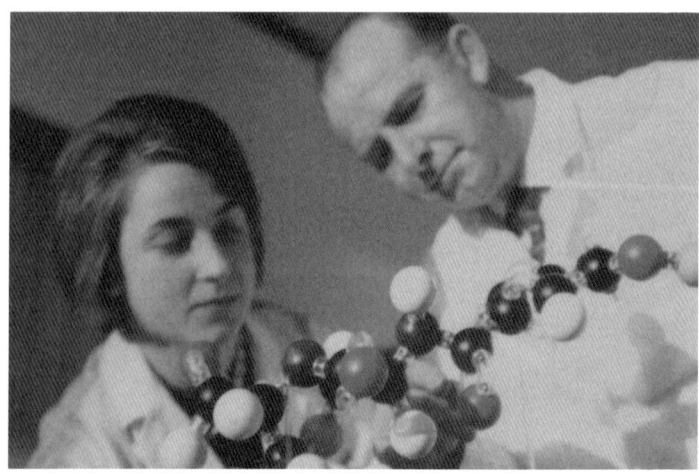

Margreiter erklärt das Penicillin-Modell.

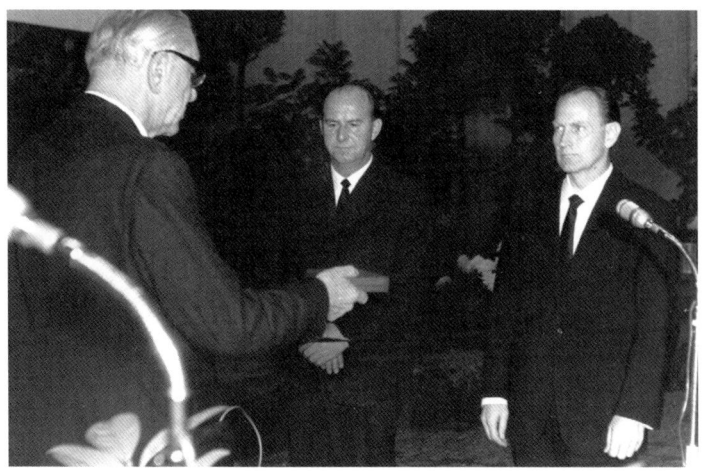

*Hans Margreiter und Ernst Brandl erhielten im Jahr 1966 die
Carl-Auer-von-Welsbach-Medaille überreicht.*

ratorium des Biochemikers Dr. Brunner. Von seinen Mitarbeitern wurde er „als ein Mensch von ungewöhnlicher
Bescheidenheit, Zurückhaltung und steter Hilfsbereit-
schaft" hoch geschätzt; außerdem war er mit Ernst Brandl
eng befreundet. Beide verband eine ähnliche Biografie,
beide kannten einander von der Uni, beide waren be-
seelt von ihrer Arbeit und hatten die gleiche Auffassung
von Pflichterfüllung, Arbeitseifer und Forschungsdrang.
Außerdem haben sie „durch ihre Fröhlichkeit und Auf-
geschlossenheit, durch ihre Initiative und durch die Vi-
talität ihrer Persönlichkeit die Atmosphäre dieses Werks
entscheidend mitgeprägt". (Elisabeth Riedl: Penicillin V
– eine Sternstunde der Biochemie Kundl)
Hans Margreiter stieg bis zum Leiter der chemischen
Forschungsabteilung und zum Prokuristen auf. 1957
ging er für acht Monate in die „Sir William Dunn School
of Pathology" nach Oxford, wo 1939 der später mit dem
Nobelpreis bedachte Biochemiker Ernst Boris Chain
(1906–1979) mit dem Pathologen Howard F. Florey die

therapeutischen Möglichkeiten des von Fleming ent-
deckten Penicillins nachgewiesen hatte. Für seine wissenschaftlichen Erfolge wurden Hans Margreiter unter anderem das Ehrenzeichen des Landes Tirol und die Auer-
von-Welsbach-Medaille verliehen.

Neben seinem beruflichen Engagement und seiner Familie war es ihm auch wichtig, am öffentlichen Geschehen
von Radfeld mitzuwirken. So war er unter anderem von
1962 bis 1968 Vizebürgermeister seiner Heimatgemein-
de. In diese Zeit fielen unter anderem die Bemühungen
um eine Zusammenlegung von Radfeld und Rattenberg.
Wie sein Sohn Dr. Hannes Margreiter erzählte, können
sich die älteren Kinder von Hans Margreiter noch an
seine Erzählungen über die politischen Auseinanderset-
zungen von damals erinnern.

Der Wissenschaftler hatte mit seiner Frau Irmgard (geb.
Hofer) sechs Kinder: Hannes, Walter, Herbert, Maria,
Kurt und Irmgard. Leider wurde Hans Margreiter viel zu
früh in eine andere Welt abberufen. Im Alter von erst 45
Jahren verstarb er 1968 an einem Herzinfarkt. Die jüngste
Tochter Irmgard war gerade 14 Tage vor dem Tod des
Vaters auf die Welt gekommen.

FUNDAMENT

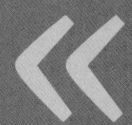

Ich traf so viele,
welche anders denken,
anders – oder
gar nicht glauben,
wir hatten nie Probleme;
jeder wusste,
was ich denke,
was ich glaube,
und dennoch blieben
Herz und Hand
stets friedlich.
Auch wer auf neuen
Pfaden wandert,
kann leicht
zum Freunde werden.
Wenn die Liebe steht
als festes Fundament
des Menschen,
dann stiftet auch
der Fundamentalismus
keine Feindschaft.

Ernst Brandl – ganz privat

Wenn er schimpfte,
schimpfte er mit Kühen.

Kindheit am Lahnbach (im familieneigenen Sägewerk),
Volksschule, zwei Klassen Hauptschule, Paulinum, sechs
verlorene Kriegsjahre (mit schweren gesundheitlichen
Schäden), Gefangenschaft – so liefen die ersten 26 Jahre
im Leben von Ernst Brandl ab.
Erst im Sommersemester 1946 konnte der Schwazer sein
durch den Krieg verzögertes Studium an der Universität
Innsbruck aufnehmen. Das Pendeln zwischen Schwaz
und Innsbruck war damals noch eine mühsame Angelegenheit, weshalb sich der Student in Innsbruck um eine
Bleibe umschaute – und am Berg Isel fand; bei Rosa Holzer, einer Schwazerin, die in Innsbruck in einer Buchhandlung arbeitete. Ernst Brandl fand bei ihr als Unter-
mieter (als „Zimmerherr", wie es damals genannt wurde)
eine Unterkunft. Dort muss es zwischen dem 13 Jahre
jüngeren Studenten (der bei Studienantritt ja auch schon
27 Jahre alt war) und seiner Vermieterin „gefunkt" haben.
Jedenfalls wurden die beiden Schwazer ein Paar; im September 1953 wurde in Maria Plain geheiratet. Trauzeuge
des Ernst war dessen Bruder Alois. „Ihre Vermählung geben bekannt: Dr. Ernst Brandl – Rosa Brandl geb. Holzer"
heißt es auf einem Billett. Die Hochzeit wurde in aller
Stille gefeiert, weil beide – handschriftliche Anmerkung

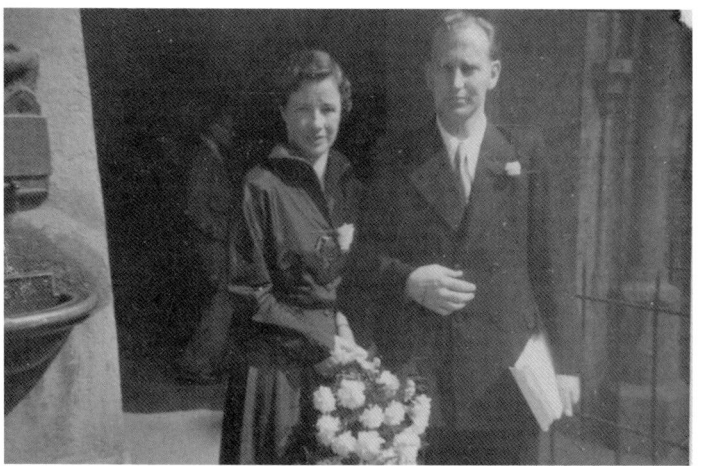

Hochzeit mit Rosa Holzer in Maria Plain (1953)

auf der Rückseite – „keine Freunde von großem Tam-
tam sind". Gewohnt hat das Paar – das Penicillin V hatte
seinen Siegeszug ja bereits angetreten – in einer großen
Dienstwohnung in Kundl.
Rosa war nach übereinstimmenden Schilderungen von
Verwandten und Freunden eine wichtige Partnerin für
den von seiner Berufung besessenen Wissenschafter. Sie
hielt ihm den Rücken frei, erledigte die außerberuflichen
Angelegenheiten, stand bei vielen Repräsentationen an
seiner Seite und war sehr bedacht auf die angeschlagene
Gesundheit ihres Gatten.
Nicht bekannt ist, ob sie dieser als Jugendlicher vielleicht
gar auf der Bühne erlebt hat. Rosa Holzer war nämlich in
der Zwischenkriegszeit eine begnadete Laienschauspie-
lerin. In der Festschrift zum 150-Jahr-Jubiläum der Kolpingbühne Schwaz ist nachzulesen: „In der Zwischenkriegszeit war der ‚Gesellensaal‘ der kulturelle Mittel-
punkt der Stadt Schwaz." Ein Blick auf das Repertoire
liefert ein Spiegelbild der damaligen Geschmacksrich-
tung: „Heimliche Liebe", „Die Getreue auf Greifenstein",

„Das Kinder der Diebin", „Die Rabensteinerin" und ähnliche Stücke standen auf dem Spielplan. Sogar an „Maria Stuart" wagte man sich damals. Hedi Gredler, Rosa Holzer, Hans Lenz, Josef Heiß, Anton Gürtler und Friedl Schmidhofer sen. waren laut Chronik in den Dreißigerjahren die herausragenden Spieler.

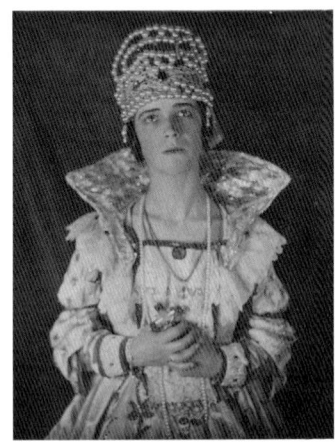

Rosa Holzer als Maria Stuart

Sogar eine Zeitungsnotiz gibt es aus jener Zeit: „Am Sonntag gelangte vor gutbesuchtem Haus das schöne Volksstück von Franz Kaim ‚Die Spinnerin am Kreuz' zur dritten Aufführung. Die Hauptrollen lagen alle in bewährten Händen. Von den vielen Spielern seien nur erwähnt: Frl. Rosa Holzer als Agnes, die als Trägerin der weiblichen Hauptrolle wieder alles mit sich fortriss. Wenn Frl. Holzer auf die Bretter tritt, so ist sie jedesmal des vollen Erfolges sicher."

Rosa war das siebte von zwölf Kindern von Anton und Anna Holzer. Ihr erstes Geld verdiente sie in der Schwazer Majolikafabrik, in der auch ihr Vater als künstlerisch talentierter Majolikamaler tätig war. Sie wechselte dann aber ihren Beruf und arbeitete – zuerst in Schwaz, dann in Innsbruck – in einer Buchhandlung. Sie ging eine Ehe mit dem Polizei-Revierwachtmeister Josef Gürtler ein, wurde aber, da dieser im Alter von 34 Jahren an den Folgen eines Verkehrsunfalls starb, früh zur Witwe. Einige Jahre später ging sie eine weitere Ehe ein, die auch nur von kurzer Dauer war. Ihr zweiter Mann zog sich 1941 eine schwere Kriegsverletzung zu und schied freiwillig aus dem Leben.

Die Schwazerin übersiedelte dann nach Innsbruck, und dort – siehe oben – lernte sie Ernst Brandl kennen – und lieben. Das Leben mit dem Penicillin-V-Entdecker war geprägt von seinem beruflichen Erfolg, die kleine Biochemie war ja zu einem großen Pharma-Unternehmen geworden. Ernst Brandl war begehrter Gast bei Veranstaltungen in vielen Ländern und erlebte viele Ehrungen und Auszeichnungen. Wann immer es ging, war Rosa an seiner Seite. Er kam damals seinem Kinderwunsch sehr nahe, denn als Bub hat er gegenüber seiner Mama einmal geäußert, dass er so weit kommen möchte, „wie die Eisenbahn fährt!"

Über die beruflich so erfolgreichen Jahre in Kundl schreibt Brandl in seiner Autobiografie: „Zu meiner eigenen Weiterbildung besuchte ich Kurse, Kongresse und Tagungen in aller Welt. 1955 hatte ich Gelegenheit zu einem einjährigen Studienaufenthalt am Istituto Superiore di Sanità in Rom als Mitarbeiter des Nobelpreisträgers Professor Chain. Sein Angebot, in Rom zu bleiben und später mit ihm nach England zu gehen, lehnte ich ebenso ab wie die zweifache Chance, als Professor nach Wien zu gehen – zu tief wurzelte ich im Kundler Werk."

Ernst Brandl war in Kundl vom Laborleiter (1950–1954) zum Chefbiologen (1954–1966) aufgestiegen, 1964 bekam er die Prokura, ab 1969 war er in Kundl Forschungsdirektor, 1979 wurde er in den Vorstand berufen. Apropos Nobelpreis: Nach Meinung von Prof. Ortwin Bobleter, damals Vorstand des Instituts für Radiochemie und angewandte physikalische Chemie der Universität Innsbruck, wäre Brandl auch ein Kandidat für den Nobelpreis gewesen, und er leitete dem Nobel-Komitee Brandls Daten weiter.

1981 gaben Ernst und Rosa Brandl die Wohnung in Kundl auf und kehrten nach Schwaz zurück, wo sie sich im Ortsteil Ried ein schmuckes Häuschen gebaut hatten. Ende 1982 schied Ernst Brandl aus gesundheitlichen Gründen aus der Biochemie aus. „Meine universitäre Tätigkeit führe ich weiter, wobei ich an der Universität Innsbruck Vorlesungen über Biotechnologie halte und in der Biochemie Kundl ein Seminar betreue, das von Studenten der Technischen Universität Wien und der Universität Innsbruck besucht wird", führt er in seinem beruflichen Rückblick an.

Am Schluss dieses persönlichen Lebenslaufs skizziert er sein Freizeitverhalten: „Der Garten, die Fotografie und die Literatur zu den Problemkreisen Naturwissenschaft, Philosophie und Religion füllen die seltenen Mußestunden. Eine Hoffnung bleibt der Genuss meiner umfangreichen Plattensammlung und die Fortsetzung früherer sporadischer Versuche lyrischer Expressionen."

Die Zweisamkeit wurde wenige Jahre später jäh beendet. Am 10. Dezember 1986 verstarb Rosa Brandl. Knapp zehn Monate später, am 17. September 1987, wurde die von Ernst Brandl bereits 1985 angedachte „Ernst und Rosa Brandl-Stiftung" von der Landesregierung abgesegnet. Das Stiftungsvermögen setzt sich einerseits aus Ersparnissen des Stifters und aus dem Nachlass seiner verstorbenen Gattin, deren Alleinerbe der Stifter war, zusammen.

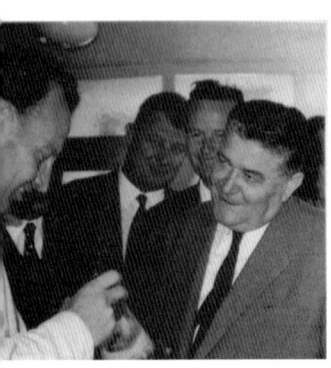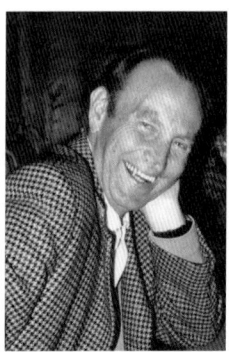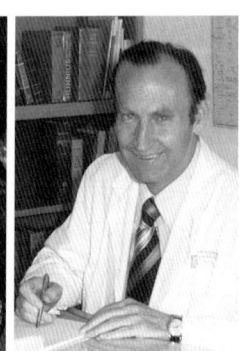

ALTE BÄUERIN

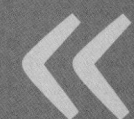

Hände
hart und fleckig;
Sense, Gabel,
Unkraut, Erde,
Acker, Tiere;

Rücken krumm.

Kinder,
Enkel,
Rosenkranz.

Augen
klar und gütig;

Antlitz
voller Falten,
ein Lächeln
eingekerbt,
dankbar
und verstehend.

Urlaub?
Manikürsalon?
Friseur?

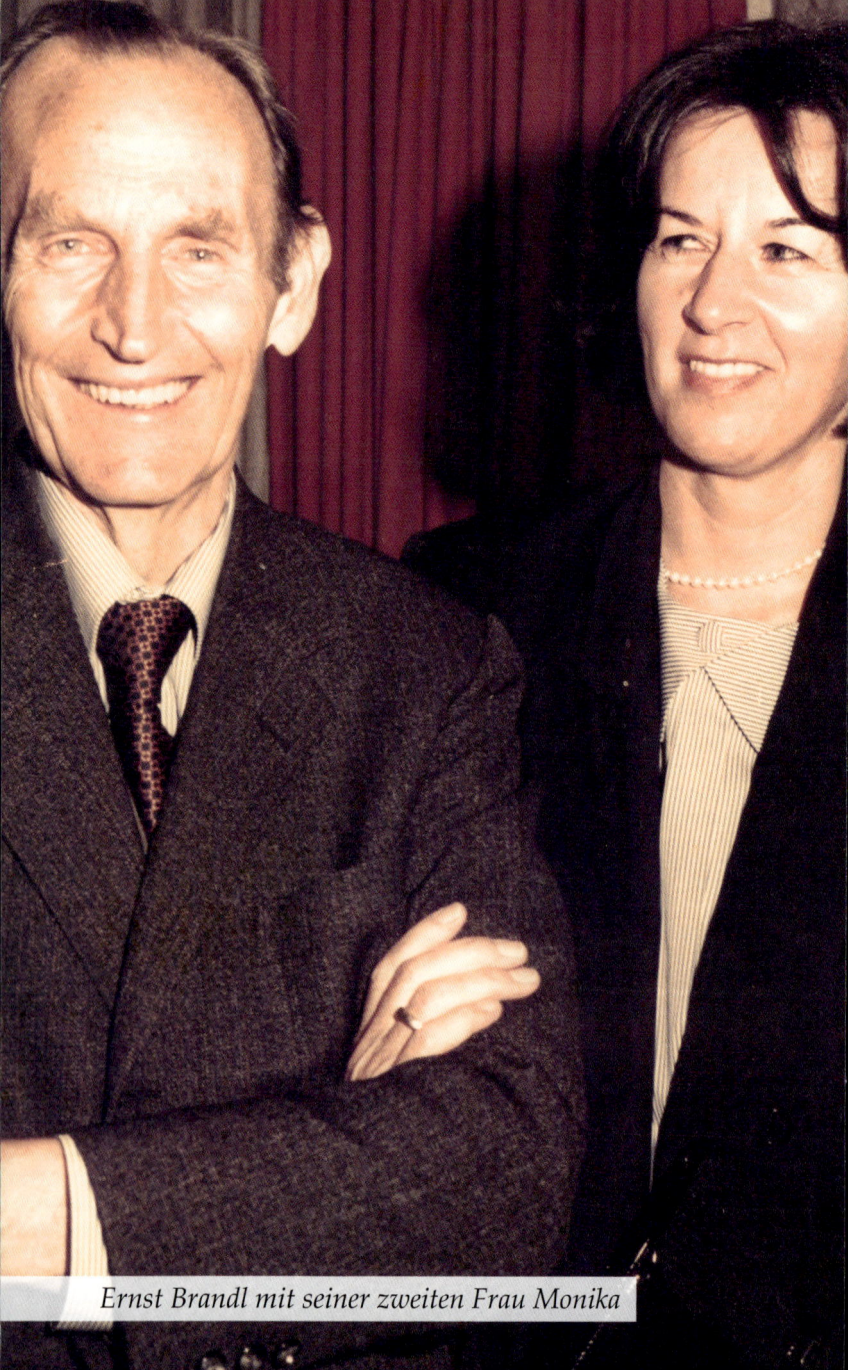

Ernst Brandl mit seiner zweiten Frau Monika

Neue Ehe, neues Glück

Monika Brandl-Knapp gewährt ganz private Einblicke
in ihre Ehe mit Ernst Brandl.

Im Jahr 1988, knapp zwei Jahre nach dem Tod seiner
Gattin Rosa, übersiedelte Ernst Brandl nach Innsbruck.
Ein Jahr später heiratete er die 29 Jahre jüngere Monika Knapp aus Pill. Deren Mama war die beste Freundin
von Rosa Brandl, beide Familien kamen häufig zusammen. Wobei anzumerken ist, dass die Verbindung zwischen der Brandl- und der Knapp-Säge bereits zu Leb-
zeiten der Väter bzw. Großväter bestand.

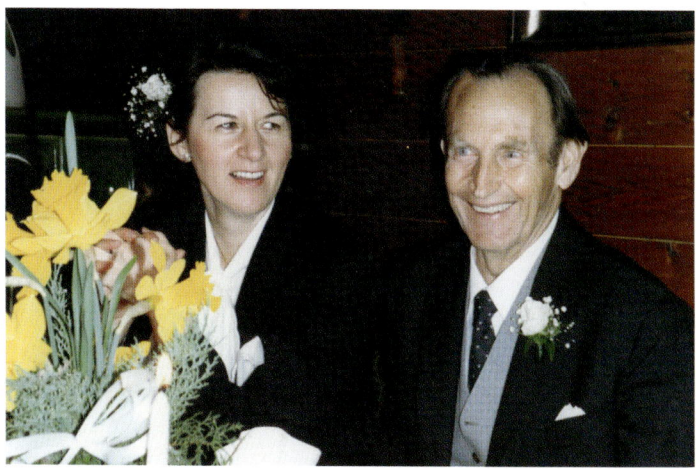

Hochzeit von Ernst und Monika Brandl

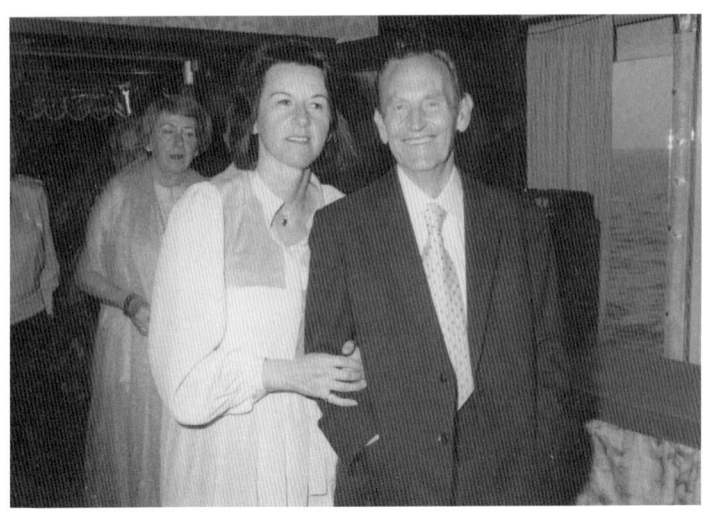

Monika und Ernst auf Kreuzfahrt

„Trotz der vielen Begegnungen blieb Ernst Brandl für uns immer eine Respektsperson – wir nannten Rosa Brandl zwar ‚Tante Rosa', ihr Mann blieb aber immer der Herr ‚Dr. Brandl'", erzählte Monika Brandl bei den Recherchen für dieses Kapitel und erinnerte sich, wie sie schon als Halbwüchsige von den interessanten Erzählungen des großen Wissenschaftlers fasziniert war. Unvergessen ist ihr der 50. Geburtstag ihrer Mama, zu dem das Ehepaar Brandl selbstverständlich eingeladen war. Der Ernst, der für sie damals noch der „Dr. Brandl" war, hatte sie zum Tanz aufgefordert und ihr dann einen platonischen Kuss auf die Stirn gehaucht.

Kurzzeitig gab es sogar berufliche Kontakte. „Der Ernst braucht eine neue Sekretärin, das wäre doch etwas für dich", zitiert Monika Brandl, die damals in einem Reisebüro arbeitete, Ernst Brandls Gattin Rosa. Sie nahm die Stelle an, erkannte aber bald, dass dieser Job nicht der ihre war, und kehrte zu ihrem angestammten Beruf zurück. Als Ernst und Rosa Brandl 1981 von Kundl ins neue

Haus nach Schwaz übersiedelt waren und Ernst Brandl ein Jahr später in Pension gegangen war, verkürzten sich auch die Intervalle der gegenseitigen Besuche.

Eine Zäsur stellte der Tod von Rosa Brandl dar. Der Witwer begann ein Altersstudium und zwar in jenem Fach, mit dem er schon nach dem Zweiten Weltkrieg geliebäugelt hatte: Kunstgeschichte. Um dem Dasein eines Pendlers zu entkommen, erwarb der Schwazer 1988 eine Wohnung in Innsbruck. In Bahnhofsnähe und – vor allem – „mit Blick zum Kellerjoch" (© Ernst Brandl). Die Kontakte zu den Knapp in Pill bestanden weiterhin, und es entwickelten sich – wie es Monika Brandl ausdrückt – „Freundschaft, Zuneigung und dann Liebe". Auf die Frage, was dafür ausschlaggebend war, nennt sie eine ganze Reihe von Charaktereigenschaften, die ihr an Ernst Brandl gefielen: „Mir fiel schon sein galantes Auftreten gegenüber seiner ersten Frau auf; er hatte Niveau, war unglaublich belesen, charmant, fröhlich, unterhaltsam, rücksichtsvoll, ein Kavalier der alten Schule – er war einfach etwas Besonderes."

Kurzum: Ernst Brandl und Monika Knapp wurden 1989 ein Paar und zogen in die Innsbrucker Wohnung. 1990 bauten sie sich in Pill am Platz, wo eine alte Mühle stand, die einst von der Familie Knapp betrieben worden war, ein neues Haus. Monika, nun zu Frau Brandl-Knapp geworden, arbeitete noch in ihrem Beruf, hängte diesen aber nach einer schweren Krankheit von Ernst Brandl im Jahr 1994 an den Nagel. Die folgenden drei Jahre bis zu seinem Tod am 11. Juni 1997 nennt Monika Brandl-Knapp „die schönsten meines Lebens". „Ich bin einfach dankbar, dass wir zueinander gefunden haben", Monika Brandl-Knapp im sehr privaten Interview wörtlich, und die Frage „War es Schicksal, war es Fügung?" beantwortet sie mit einem Zitat von Erich Fried: „Es ist, was es ist, sagt die Liebe!"

Die im Folgenden zusammengefassten Erinnerungen von Monika Brandl-Knapp liefern einen weiteren Mosaikstein für das Bild des privaten Ernst Brandl:

„Die Freundschaft von Tante Rosa mit meiner Mutter reichte in die früheste Jugendzeit zurück, beruhte auf dem gemeinsamen Interesse für alles Schöne und dem Wissen, sich alles anvertrauen können. Basierte also auf Vorzügen, die man sich für eine echte Freundschaft wünscht. Mein Vater war sogar ein Trauzeuge von Tante Rosa. Nach der Entdeckung des oralen Penicillins war Ernst auf unzähligen Reisen; in dieser Zeit war der Kontakt zu Tante Rosa besonders eng. Nur langjährige Mitarbeiter einer so rasant gewachsenen Firma wissen, dass Ruhm und Ehre manchmal auch von dunklen Momenten begleitet werden. Dies hat Tante Rosa auch öfters bei unseren Treffen dezent anklingen lassen. Hat sich Ernst einmal geärgert, fand er aber eine einmalige Lösung, sich wieder rasch zu beruhigen. Er öffnete das Fenster seines Büros im sechsten Stockwerk des Biochemie-Turms und schimpfte lautstark auf die im angrenzenden Nachbarfeld grasenden Kühe. Diese haben zu ihm emporgeblickt, verharrten einige Minuten, um dann wieder unbeeindruckt ihre Runden zu drehen. Ernst war seinen Ärger los und hat diese Art der Problem- beziehungsweise Konfliktlösung, die nicht einer gewissen Situationskomik entbehrt, nicht nur einmal angewandt. Während meiner kurzen Tätigkeit in der Biochemie hat mir Ernst, also mein damaliger Chef, den kurzen Diskurs mit den Kühen einmal demonstriert, und wir beide haben anschließend herzhaft gelacht.

Vor Bewunderung und Nervosität konnte ich damals oft mein eigenes Stenogramm nur schwer entziffern. Meiner Nachfolgerin, Rita Adamer, die auch für Tante Rosa eine Perle war, antwortete Ernst auf die Frage, welchen anderen Beruf er sich vorstellen hätte können, kurz und bündig: „Bauer.“

Ernst war ein erfolgreicher Wissenschafter, ein strenger Chef, aber auch schelmisch, humorvoll und seinen Prinzipien immer treu! Verständlich, dass meine Bewunderung für diesen Menschen groß war. Vielleicht hat ja auch ein kleiner Holzwurm zu unserem späten Glück beigetragen. Eine alte Holztruhe, die jahrzehntelang in unserer Mühle gestanden hatte und auch meinem Ernst gefiel, wurde restauriert und fand dann in unserer gemeinsamen Wohnung den passenden Platz. Der seinerzeitige Holzwurm verhält sich seitdem unauffällig …"

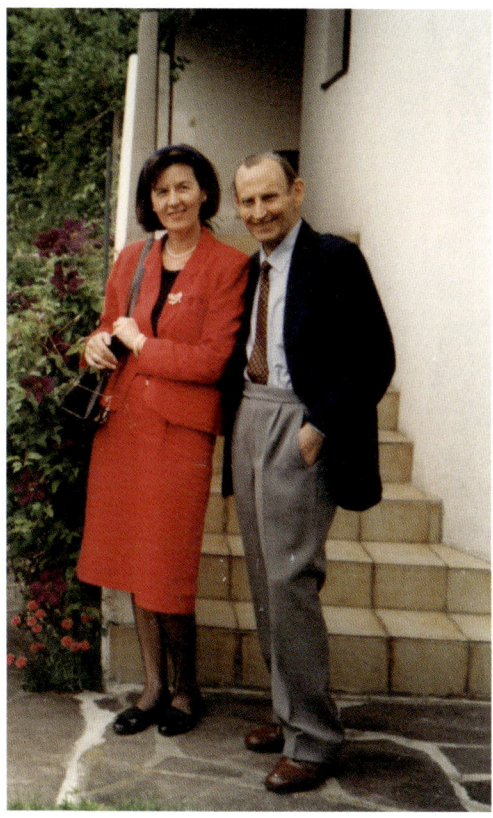

Traute Zweisamkeit

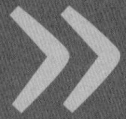

ENTWICKLUNGSHILFEKONFERENZ

Privatmaschine landet
Cabrio wartet.

Herzliche Begrüßung
Empfänge
Welcome Cocktail
Dinner
Lac de Roche
Davidoff.

Festbankett zu Ende
Napoleon vieille
fördert
die Verdauung
und die
Entwicklungshilfekonferenz.

Bewegte Worte
feuchte Augen
kalte Herzen
Budget
und Zeit
zu knapp.

Cabrio wartet
Privatmaschine startet.

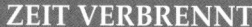

ZEIT VERBRENNT

Kerzen flackern,
Zeit verbrennt
wie ein bunter Falter,
sengt mir dein Traumbild
in die Seele.

Und wenn die Kerzen
längst verbrannt,
sich Dunkelheit
und Kälte senken,
glüht noch dein Bild
in mir.

Mein Onkel Ernst

Erinnerungen seines Neffen
Ulrich Brandl

Ulrich Brandl, der bis zu seiner Pensionierung in Schwaz
als Arzt tätig war, ist ein Sohn von Ernst Brandls Bruder Ludwig Brandl und daher ein Neffe des Penicillin-
V-Entdeckers. Er hatte zu diesem eine besonders enge
Beziehung und genoss dessen Vertrauen.
Nach dem Tod von Rosa Brandl nahmen Uli und Monika Brandl Onkel Ernst in ihre Familie auf und betreuten
ihn. Mehrmals in der Woche kam er zum Mittagessen zu
ihnen. „Wir führten anschließend oft lange Gespräche
– Onkel Ernst war so lebensklug, und es war immer
ein Gewinn, mit ihm zu reden und ihm zuzuhören",
erinnert sich Uli Brandl. Das Nahverhältnis zeigte sich
auch daran, dass Ernst Brandl bei seiner Hochzeit mit
Monika Knapp den Neffen bat, sein Trauzeuge zu sein.
Die Schilderungen von Uli Brandl, der mit seiner Familie das Haus von Ernst Brandl bewohnt, zeigen diesen
als feinfühligen, liebenswerten Onkel, der trotz seines
Ranges als international anerkannter Wissenschaftler
ein einfacher, nie abgehobener Mensch geblieben ist.
Ich habe schon als Kind meinen Onkel Ernst sehr ge-
mocht. Ich habe ihn sehr bewundert, und er war mein
Vorbild. Natürlich habe ich damals nicht verstanden,
was die Entdeckung des oralen Penicillins bedeutete,

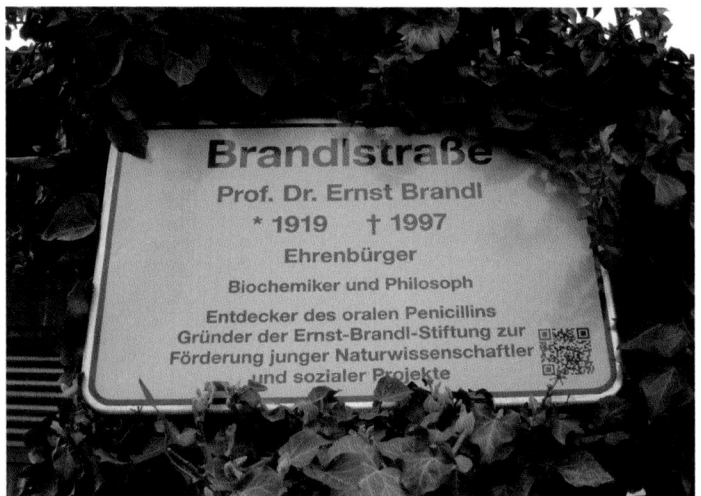

In Schwaz ist auch eine Straße nach Ernst Brandl benannt.

aber es war mir schon klar, dass ihm damit etwas Besonderes gelungen war.

Onkel Ernst war mein Firmpate, und ich denke gerne an meinen Firmausflug in seinem DKW nach Seefeld. Während des Mittagessens schenkte er mir eine Junghans-Armbanduhr, auf die ich natürlich sehr stolz war.

Im Sommer 1958 durfte ich zum ersten Mal zwei Wochen bei Tante Rosa und Onkel Ernst in Kundl verbringen. Die beiden haben mich sehr verwöhnt, und es war eine interessante und sehr schöne Zeit für mich.

Im Jahr darauf, in meinen zweiten Sommerferien in Kundl, gab mir Onkel Ernst täglich eine Stunde Latein-Nachhilfe-Unterricht, wobei mein eher schwacher Lerneifer seine Geduld oft auf eine harte Probe stellte.

Ich kann mich noch gut an die erste Fahrt auf der Landstraße durch Brixlegg und Rattenberg nach Kundl erinnern. Schon vor St. Leonhard war der hohe Biochemie-Turm zu sehen. Ganz oben drehte sich eine große Scheibe mit den weithin sichtbaren Leuchtschrift-Buchstaben B/C, der „Brandl-Caspar", wie ihn Onkel Ernst und Tante Rosa scherzhaft nannten.

Gleich hinter dem Traktorenwerk „Lindner" stieg mir der charakteristische Geruch von Penicillin in die Nase, der mich die nächsten vierzehn Tage nicht mehr loslassen sollte.

Die Wohnung von Tante Rosa und Onkel Ernst lag im ersten Stock in der direkt neben der Biochemie situierten Villa. Besonders mochte ich das große Wohnzimmer mit seinen schönen Möbeln, den Büchern und den Schallplatten, der bequemen Couch, auf der ich nachts schlief, und vor allem dem bequemen, gepolsterten Ohrensessel, in dem ich Rudyard Kiplings „Dschungelbuch" aus Onkels Bibliothek lesen durfte.

Vom Wohnzimmer aus ging es direkt in Onkels Arbeitszimmer. Mit seinen vielen Büchern, der Brockhaus-Enzyklopädie, den Stapeln von wissenschaftlichen Zeitschriften und dem großen Schreibtisch mit dem schönen alten Globus darauf hat mich dieser Raum sehr beeindruckt. In seinem Arbeitszimmer hing auch ein Bild von seiner Mama, zu der er eine besondere Beziehung hatte: Er war ihr zehnter Sohn; und nach seiner Geburt ging sie nach dem Wochenbett nicht wieder in die Tabakfabrik arbeiten, sondern blieb zu Hause.

Morgens, kurz vor acht, ging Onkel Ernst immer in Anzug und Krawatte in die Biochemie. Zum Mittagessen wurde der Esstisch im Wohnzimmer schön gedeckt, Onkel Ernst war nämlich kein Liebhaber von Küchengerüchen. Nach dem Essen war eine halbe Stunde Mittagsruhe, da musste auch ich ruhig bleiben und still sein, was mir ziemlich schwerfiel.

Beim Abendessen erzählte Onkel Ernst oft von seiner Arbeit und antwortete geduldig auf alle meine Fragen. Damals wollte ich unbedingt auch einmal Chemiker werden wie er. Im Lauf der Jahre überzeugte er mich, dass bei seinem Erfolg als Biochemiker eine gehörige Portion Glück ausschlaggebend gewesen war und dass ich für eine erfolgreiche Karriere in der biochemischen Industrie ein Studium der Medizin und der organischen Chemie absolvieren müsste. So bin ich eigentlich auf seinen Rat hin bei der Medizin geblieben.

Zu allen Mahlzeiten schluckte Onkel Ernst mehr als 30 Jahre lang sein von ihm selbst und Hans Margreiter entwickeltes Ospen 1000 – als Infektionsschutz für seine Herzklappen. Denn er hatte im Krieg als Funker in Narvik durch eine Streptokokken-Angina eine Schädigung der Herzklappen erlitten und war deshalb körperlich nur leicht belastbar.

Während meines Medizinstudiums, in den Sommerferien 1971, war ich noch ein Mal drei Wochen bei Tante Rosa und Onkel Ernst. Ich arbeitete als Praktikant in der pharmazeutischen Forschungsabteilung. Da ergaben sich viele Gespräche über Wissenschaft, Biochemie, Medizin, Antibiotika und die Zukunft in der pharmazeutischen Forschung. Wenn Onkel Ernst nicht an einer seiner Vorlesungen arbeiten musste, nahm er sich für mich Zeit. Auch Tante Rosa war bei unseren Gesprächen immer aktiv mit dabei. So erzählten die beiden auch viel über ihre gemeinsame Zeit nach dem Krieg, als Onkel Ernst in Innsbruck Chemie studiert und bei Tante Rosa am Berg Isel gewohnt hatte, über die ersten Jahre in Kundl und über ihre schöne Zeit in Rom, wo Onkel Ernst rund ein Jahr lang als Assistent im Team von Nobelpreisträger Prof. Ernst Boris Chain gearbeitet hatte.

Nach der Pensionierung übersiedelten Onkel Ernst und Tante Rosa auf Dauer nach Schwaz. Dadurch hatten wir noch mehr Kontakt miteinander, ich half öfters bei Gartenarbeiten und übernahm die medizinische Betreuung. Onkel Ernst war ein sehr gescheiter, gebildeter, humorvoller, charmanter und liebenswerter Mann, dem sein großer Erfolg nie zu Kopf gestiegen ist. Deshalb war er auch bei allen seinen Kollegen, Mitarbeitern und Mitarbeiterinnen sehr beliebt und geschätzt. Er blieb immer bescheiden und hat sich zeit seines Lebens mit der Wissenschaft und mit Gott und der Welt kritisch auseinandergesetzt. Viele dieser Gedanken haben ihn zu seinen bemerkenswerten Gedichten angeregt.

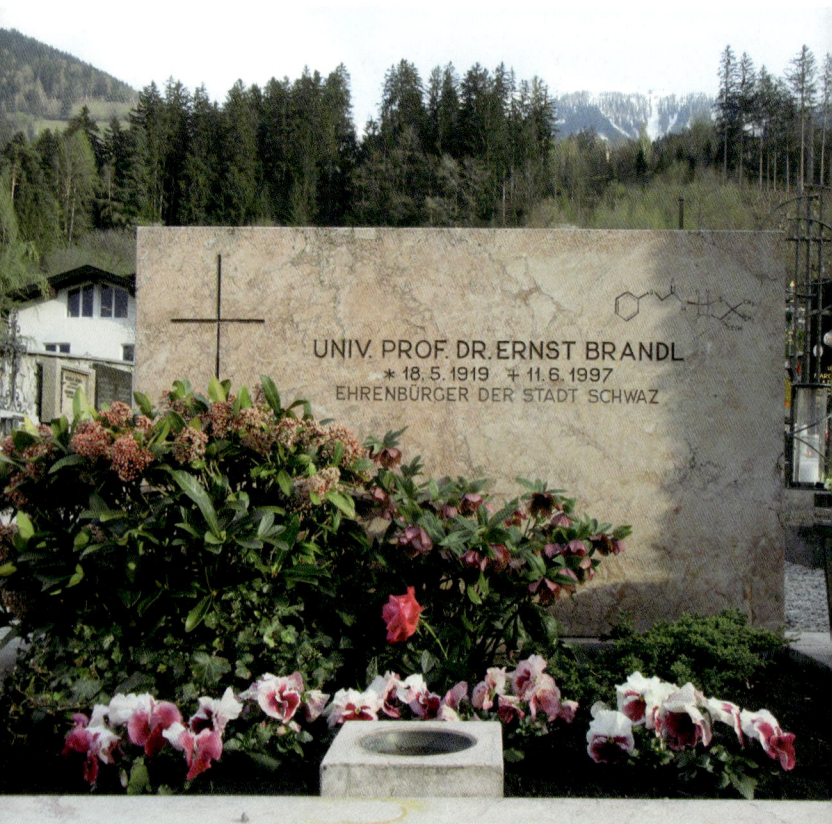

Das Grab am Schwazer Friedhof. Auf dem Grabstein wurde auch die Formel des Penicillin V eingearbeitet.

NEUE KUNST

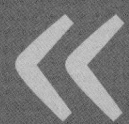

Phidias
hat seinen Meißel
aus der Hand gelegt,
und Michelangelo
begrub die Pläne
stolzer Kuppeln,
Rembrandts

Pinsel ist vertrocknet,
Dante,
Shakespeare,
Goethe
sind verstummt,
Mozart
schloss den Deckel
seines Flügels.

Satt
und sinnverwirrt
bemüh'n wir uns,
die neue Kunst
zu schaffen.

Ohne Liebe,
elektronisch.

Totgeburten?

Eine Stiftung
und ein Wissenschaftspreis

Ernst Brandl erwies sich als
großzügiger, gemeinnütziger Mäzen.

Vom Reichtum, den seine Arbeit Ernst Brandl bescher-
te, profitieren seit 1990 eine Reihe von sozialen und re-
ligiösen Einrichtungen sowie engagierte Jung-Wissen-
schaftler. Er trug sich seit den 1980er-Jahren mit dem
Gedanken, eine Stiftung zu gründen, die – wie es in der
späteren Stiftungserklärung heißt – „gemeinnützigen
und mildtätigen Zwecken" zu dienen hat. Tatsächlich
brachte der Schwazer sein Vermögen und das seiner im
Jahr 1986 verstorbenen Ehefrau Rosa dann in eine Stiftung ein. 6,7 Mio. Schilling (heute 487.000 Euro) wurden
in festverzinslichen Anleihen angelegt. Viel Geld – laut
Immobilienpreisindex hätte man 1987 damit noch mindestens sechs Einfamilienhäuser bauen können.
Am 17. September 1987 wurde die Stiftungserklärung
über die „Ernst und Rosa Brandl-Stiftung" von der Landesregierung genehmigt. Das Stiftungskuratorium setzte
sich aus folgenden Personen zusammen:
Univ.-Prof. DDr. h. c. Ernst Brandl (Vorsitzender); Hofrat Dr. Gunther Weißgatterer, Bezirkshauptmann von
Schwaz; Oberschulrat Hubert Danzl, Bürgermeister von
Schwaz; Dr. Rudolf Bischof, Wirtschaftstreuhänder; Dr.
Ulrich Brandl, Praktischer Arzt und Sprengelarzt; Dr.
Norbert Forster, Notar; Hansjörg Reiter, Prokurist, Lei-

ter der Creditanstalt Filiale Hall. Schon damals wurde festgelegt, dass der jeweilige Bezirkshauptmann und der jeweilige Bürgermeister von Schwaz fixe Mitglieder im Kuratorium sind.

Am 11. Mai 1990 wurde der Zinsertrag erstmals an die von Ernst Brandl festgelegten Begünstigten ausgeschüttet. Es waren und sind dies bis heute das SOS Kinderdorf Imst, die Lebenshilfe Tirol (Sektion Schwaz), der Sozialfonds der Stadt Schwaz, der Franziskanerkonvent Schwaz sowie die Schwazer Pfarren Maria Himmelfahrt und St. Barbara. Weitere Begünstigte sind die Empfänger des Ernst-Brandl-Preises, die von einem Auswahlgremium der Universitäten aus dem Bereich Medizin oder Naturwissenschaften nominiert werden. Dieser Preis ist als Anerkennung für besonders innovative, zukunftsorientierte Leistungen gedacht, die dazu beitragen, die Schwierigkeiten unserer Zeit, welche durch die hemmungslose Realisierung allen wissenschaftlichen Fortschritts entstanden sind, zu bewältigen und eine lebenswerte Zukunft sicherzustellen. Ab Gründung der Medizin-Universität wird der Preis alternierend an einen Preisträger / eine Preisträgerin der Stamm- beziehungsweise der Medizinischen Universität vergeben.

1993 erfolgte die Namensänderung in „Prof. Ernst Brandl-Stiftung mit dem Sitz in Schwaz". Ein Jahr später übergab Ernst Brandl die Agenden des Vorsitzenden aus gesundheitlichen Gründen an Bezirkshauptmann Dr. Karl Mark; seither übt diese Funktion der jeweilige Bezirkshauptmann aus. Nach dem Tod des Stifters (11. Juni 1997) wurde dessen Witwe, Monika Brandl-Knapp, als stellvertretende Vorsitzende in das Stiftungskuratorium gewählt.

Aus gegebenem Anlass wurde im Stiftungsbrief festgelegt, dass Zuwendungen in anderer zeitlicher Reihenfolge ausgeschüttet werden können, sollten die jährlichen

Stiftungserträge zu gering sein (Zinssituation!). Bis einschließlich 2019 wurden 29 Preisträger geehrt. 1991 gab es keinen Preisträger, da von der Universität keine Nennung erfolgt war. Und in den Jahren 2007, 2008 und 2014 gab es jeweils zwei Preisträger. Bis 2017 (27. Ausschüttung) wurden 457.900 Euro an die Begünstigten ausbezahlt. Das ist fast jene Summe, die in die Stiftung eingebracht wurde.

Dem aktuellen Vorstand (2019) gehören Bezirkshauptmann Dr. Michael Brandl, Monika Brandl, Bürgermeister Dr. Hans Lintner, Dr. Ulrich Brandl, Dir. A. D. Peter Erler, Prok. A. D. Hansjörg Reiter, Drs. Ard van der Meij und Hofrat Dr. Karl Mark an.

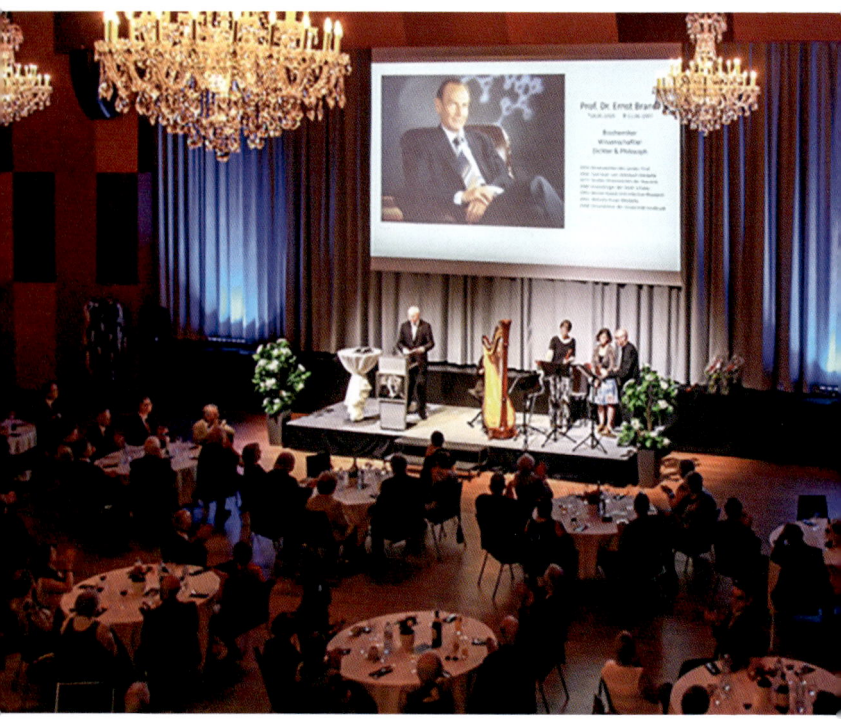

Gala bei der 25. Vergabe des Ernst-Brandl-Preises

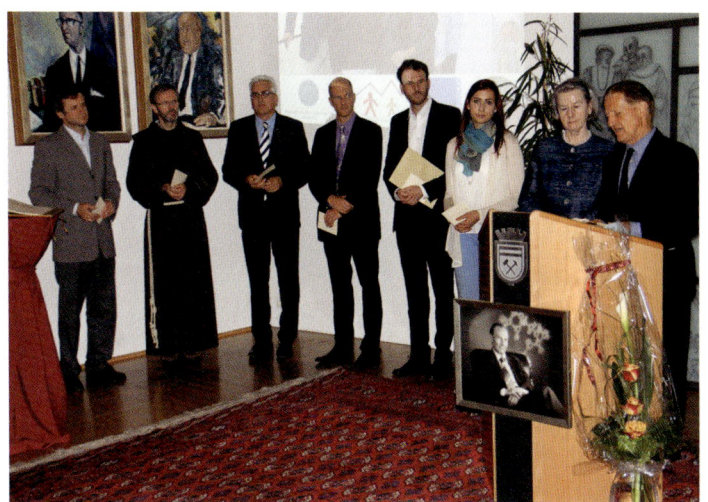

Karl Mark und Monika Brandl-Knapp bei der Vergabe des Brandl-Preises und der Zuwendungen an soziale Einrichtungen

BRANDL-PREISTRÄGER SEIT STIFTUNGSBEGINN

1989
Ass.-Prof. Univ.-Doz. Dr. Bernhard Auer
Institut für Biochemie, Naturwissenschaftliche Fakultät
Leopold-Franzens-Universität Innsbruck

1991
Univ.-Doz. Dr. Wolfgang Doppler
Institut für Medizinische Chemie und Biochemie, Medizinische Fakultät
Leopold-Franzens-Universität Innsbruck

1992
Univ.-Doz. Mag. Rainer Schneider
Institut für Biochemie, Naturwissenschaftliche Fakultät
Leopold-Franzens-Universität Innsbruck

1993
Univ.-Ass. Dr. Günther Weiss
Univ.-Klinik für Innere Medizin, Medizinische Fakultät
Leopold-Franzens-Universität Innsbruck

1994
Univ.-Ass. Mag. Dr. Christian Huber
Institut für Analytische Chemie und Radiochemie, Naturwissenschaftliche Fakultät
Leopold-Franzens-Universität Innsbruck

1995
Univ.-Ass. Dr. J. Baier
Institut für Medizinische Biologie und Humangenetik, Medizinische Fakultät
Leopold-Franzens-Universität Innsbruck

1996
Mag. Dr. Jörg M. Windisch
Institut für Biochemie
Leopold-Franzens-Universität Innsbruck

1997
Mag. Dr. Hubertus Haas
Institut für Mikrobiologie
Leopold-Franzens-Universität Innsbruck

1998
ao. Univ.-Prof. Mag. Dr. R. Michael R. Buchmeiser
Institut für Analytische Chemie und Radiochemie, Naturwissenschaftliche Fakultät
Leopold-Franzens-Universität Innsbruck
und
ao. Univ.-Prof.[in] Dr.[in] Rosa Margesin
Institut für Mikrobiologie
Leopold-Franzens-Universität Innsbruck

1999
Univ.-Ass. Dr. Martin Widschwendtner
Universitätsklinik für Frauenheilkunde, Medizinische Fakultät
Leopold-Franzens-Universität Innsbruck

2000
Mag. Dr. rer. nat. Thomas Lörting
Institut für Allgemeine, Anorganische und Theoretische Chemie
Leopold-Franzens-Universität Innsbruck

2001
Dr. Georg Golderer
Institut für Medizinische Chemie und Biochemie
Leopold-Franzens-Universität Innsbruck

2002
Dr. Alexander Trockenbacher
Institut für Pharmazie, Fakultät für Chemie und Pharmazie
Leopold-Franzens-Universität Innsbruck

2003
Univ.-Ass. Dr. Andreas Widschwendter
Univ. Frauenklinik, Medizinische Fakultät
Leopold-Franzens-Universität Innsbruck

2004
Dr.[in] Martina J. Sinneger-Brauns
Institut für Pharmazie, Abt. Pharmakologie und Toxikologie
Leopold-Franzens-Universität Innsbruck

2005
Univ.-Ass. Dr. Markus Schett
Biozentrum
Sektion Molekularbiologie, Medizinuniversität Innsbruck

2006
ao. Univ.-Prof. Mag. Dr. Christian W. Huck
und
Mag. Dr. Michael Oberhuber (2006)
Fakultät für Chemie und Pharmazie, Leopold-Franzens-Universität Innsbruck

2007
DI Nicole Taub
Sektion für Zellbiologie
Medizinuniversität Innsbruck
und
Dr. Martin Eisendle
Sektion für Molekularbiologie
Medizinuniversität Innsbruck

2008
Dr. Clemens Achmüller
Institut für Biochemie, Fakultät für Chemie und Pharmazie
Leopold-Franzens-Universität Innsbruck

2009
Dr. med. univ. Manfred Nairz
Univ.-Klinik für Innere Medizin I
Medizinuniversität Innsbruck

2010
Mag.ª Dr.in Daniela Schuster
Institut für Pharmazie, Fakultät für Chemie und Pharmazie
Leopold-Franzens-Universität Innsbruck

2011
Mag. Mag. rer. nat. Michael Blatzer PhD
Sektion für Molekularbiologie
Medizinuniversität Innsbruck

2013
Dr.[in] Petra Mikolcevic
Molekulare Pathophysiologie, Medizinuniversität Innsbruck
und
Mag. rer. nat. Julian Fuchs
Theoretische Chemie
Leopold-Franzens-Universität Innsbruck

2014
Univ.-Prof. Dr. Andreas Bernkopf-Schnürch
Institut für Pharmazie, Fakultät für Chemie und Pharmazie
Leopold-Franzens-Universität Innsbruck

2015
Dr. med. Georg Vogel PhD
Universitätsklinik für Pädiatrie I
Medizinuniversität Innsbruck

2016
Dr. Florian J. Widner
Institut für Organische Chemie, Fakultät für Chemie und Pharmazie
Leopold-Franzens-Universität Innsbruck

2017
Assoz. Prof.[in] Natascha Hermann-Kleiter PhD
Sektion für Zellgenetik
Medizinuniversität Innsbruck

2018
Norbert Köpfle MSc.
Institut für Physikalische Chemie, Fakultät für Chemie und Pharmazie
Leopold-Franzens-Universität Innsbruck

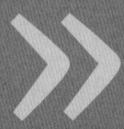

AHNEN

Als ich Aristoteles zu Füßen saß,
war es ganz ohne Zweifel klar,
dass alles, was lebendig war,
auch eine Seele voll besaß.

Bei Darwin aber sah ich schon
die Wand des Nebels niedersinken,
liebe Ahnen von den Bäumen winken,
überrascht von unserer Evolution.

Erleichtert konnte ich dann lauschen,
als Teilhard Chardin mich lehrte,
dass sich der Geist allmählich mehrte,
diese Botschaft sollte mich berauschen.

Nur dauert es schon viel zu lange,
und dass er seine Seele ganz verliert,
wenn sich der Mensch vermanipuliert,
dieses Menetekel macht mich bange.

BLIND – TAUB – STUMM

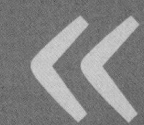

Wir sehen
den Rauch aus den Schloten —
und sind blind
für das Sterben
der Umwelt.

Wir hören
die Sektpfropfen knallen —
und sind taub
für das Stöhnen
des Hungers.

Wir jubeln
die Lieder des Sieges —
und sind stumm
bei den Qualen
der Feinde.

Zeitzeugen erinnern sich

Ernst Brandl hat vor Gründung seiner Stiftung selbst jene Personen ausgesucht, die im Stiftungskuratorium sitzen sollen (siehe Kapitel „Eine Stiftung und ein Wissenschaftspreis"). Männer der ersten Stunden waren unter anderem der damalige Bezirkshauptmann HR Gunther Weißgatterer, Prok. Hansjörg Reiter (seine Tante Rosa war die erste Gattin von Ernst Brandl) sowie Ernst Brandls Neffe Uli Brandl, dessen Erlebnissen ein eigenes Kapitel gewidmet ist. Hansjörg Reiter, Gunter Weißgatterer sowie dessen Nachfolger HR Karl Mark liefern als Zeitzeugen interessante Rückblicke. Auch Dr. Peter Brandl, Sohn von Max Brandl, hat sehr persönliche Erinnerungen an seinen Onkel Ernst.

HR Gunter Weißgatterer
Zu meinen verschiedenen Tätigkeiten als Bezirkshauptmann von Schwaz kam im Jahr 1987 eine neue ehrenvolle Aufgabe dazu: Eines Tages besuchte mich Herr Prof. Dr. Ernst Brandl und informierte mich über die Gründung einer „Prof. Dr. Ernst Brandl-Stiftung". Er ersuchte mich, bei der Vergabe der Preise mitzuwirken. Tatsächlich wurde in der Folge im Jahr 1990 im Schwazer Rathaus erstmals in feierlicher Form die Preisverleihung abgehalten. Ich gewann bei diesem Anlass den Eindruck, dass Herrn Prof. Brandl diese Stiftung sehr am Herzen lag und er in

gewisser Weise auch die Erfüllung seines Lebenswerks sah. Die Förderung wissenschaftlicher und sozialer Einrichtungen und jungen Menschen einen Anreiz geben, ihre Ideale fortzusetzen, ist eine edle Lebensaufgabe. Mit dieser Stiftung haben alle gewonnen. Möge sie noch lange erhalten bleiben. Mit Stolz und großer Dankbarkeit verneige ich mich vor diesem großen Wissenschaftler unseres Bezirks Schwaz.

Prok. Hansjörg Reiter
Ernst Brandl war mit Frau Rosa, geb. Holzer, verheiratet, der Schwester meiner Mutter. Beide Eheleute waren öfter bei uns daheim zu Besuch. Onkel Ernst als Wissenschaftler verstand sich sehr gut mit meinem Vater, der als Abteilungsleiter „Kalkulation" in den Jenbacher Werken aus der technischen Sparte kam. Mit mir (Filialleiter der Creditanstalt in Hall in Tirol) unterhielt er sich immer wieder über geeignete und möglichst sichere und ertragreiche Veranlagungsmöglichkeiten des Stiftungsvermögens.
Ein Dorn im Auge von Onkel Ernst war die an den Staat abzuführende Kapitalertragssteuer auf Zinsen von Kestpflichtigen Pfandbriefen und Anleihen. Weder Anfragen bei der zuständigen Stelle beim Amt der Tiroler Landesregierung, ob es denn keine Möglichkeit gäbe, für eine wohltätige Stiftung der Steuerpflicht zu entkommen, noch ein Gutachten der Steuerabteilung der Creditanstalt in Wien aus dem Jahr 1988 sowie Interventionen beim Finanzministerium erbrachten ein positives Ergebnis. Immer wieder beklagte sich der Stifter, er hätte nicht nur vier Kategorien von Begünstigten, sondern mit dem Staat deren fünf.
Einen Funken Hoffnung sah Prof. Brandl in einem persönlichen Gespräch mit dem neu gewählten Bundespräsidenten Dr. Thomas Klestil im Frühjahr 1993. Dr. Klestil

führte die sogenannten Bundesländer-Sprechtage ein. Er hielt in Hall im Kurhaus Hof, und Onkel Ernst, der aus Wien einen Gesprächstermin erhalten hatte, konnte sein Anliegen persönlich vortragen. Der Bundespräsident hörte sich die Sache an und verwies auf die Präsidentschaftskanzlei in Wien. Der Wunsch möge dort in schriftlicher Form vorgetragen werden. Man werde die Angelegenheit prüfen. Längere Zeit hörte man nichts, auf nochmalige Anfrage kam dann die Absage. Man bedauere sehr, auch in diesem Fall keine Ausnahme machen zu können.

HR Karl Mark

Ich kann mich noch so gut an jenen Juli 1993 erinnern, als mich in meinem Büro im Landhaus in Innsbruck – ich war da schon als Bezirkshauptmann von Schwaz bestellt, aber noch im Büro des Landeshauptmanns Alois Partl tätig –, Herr Professor Brandl anrief und um einen Termin bat. Ich hatte zu dieser Zeit noch keine Kenntnis von der Stiftung des Herrn Professors, mir war aber der Name Professor Brandl sehr wohl ein Begriff. Es war für mich ein bleibender, unvergesslicher Augenblick, Herrn Professor Brandl das erste Mal zu treffen, er hat mir in aller Bescheidenheit seine so wertvolle Idee der Stiftung vorgestellt: Förderung wissenschaftlicher Forschung und im selben Atemzug auch die Unterstützung von hilfsbedürftigen, kranken Menschen und Kindern in Not.

Seine Einladung, im Kuratorium der Stiftung mitzuarbeiten, habe ich als besondere Auszeichnung, Aufgabe und auch Verantwortung gesehen. Und so durfte ich durch 23 Jahre im Kuratorium dieser so segensreichen und auch im universitären Bereich hoch angesehenen Stiftung mitarbeiten. Im Lauf dieser Jahre konnten wir den Prof.-Brandl-Wissenschaftspreis an viele junge Wissenschafter verleihen, die heute bereits eine beachtliche akademische und berufliche Karriere erreicht haben.

Es war immer ein bewegender und würdiger Augenblick, die jährliche Verleihung des Prof.-Brandl-Preises und die Unterstützung an die sozialen, kirchlichen Einrichtungen im Rathaus in Schwaz und – zu besonderem Anlass auch einmal auf akademischem Boden an der Leopold-Franzens-Universität zu Innsbruck – vornehmen zu dürfen.

Ich wünsche der Stiftung, dass sie noch viele Jahre in der Lage ist, das Vermächtnis dieses großen Wissenschafters und Humanisten Prof. Ernst Brandl weiterzutragen.

Dr. Peter Brandl

Onkel Ernst hat in den 1950er-Jahren ein enges Verhältnis mit unserer Familie gepflegt und uns immer wieder in Wörgl besucht. Ich erinnere mich auch genau, dass er uns Tante Rosa kurz vor oder nach ihrer Hochzeit vorstellte. Nach dem unerwarteten Tod meines Vaters am 4. März 1965 kam meine Mutter in finanzielle Bedrängnis. Unser neu erbautes Haus am Angerberg war zwar nahezu fertig, aber für die Übersiedlung waren noch Ausgaben zu tätigen. Außerdem war ich noch mitten im Studium, und so hat Onkel Ernst meine Mutter mit monatlichen Beträgen unterstützt (deren Höhe ich leider nicht kenne), damit ich mein Studium vollenden konnte. Später war er mein Trauzeuge und gab uns jungen Eheleuten eine Starthilfe von 5.000 Schilling, die wir für die Hausstandsgründung in der Schweiz dringend brauchten.

Onkel Ernst war auch Mitglied der Studentenverbindung Frundsberg, sein Couleurname war „Polly II" („Polly I" war mein Vater, und „Polly III" bin ich). Er hat einige Vorträge bei und für Frundsberg gehalten und bekam 1960 wegen seiner herausragenden wissenschaftlichen Leistungen die Auszeichnung „Ehrenbursch".

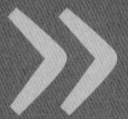

WIR

WIR VERGIFTEN die Luft
und VERDERBEN den Boden
WIR ZERSTÖREN den Wald
und VERSCHMUTZEN das Wasser

WIR forcieren die KERNKRAFT
und gefährden das LEBEN
WIR verbessern die SPRENGKRAFT
und beschwören das ENDE

WIR ERFORSCHEN die GENE
und ERHÖHEN den STANDARD
WIR BEZWINGEN dass WELTALL
und VERGESSEN die ERDE

WIR – und – WIR – und WIR
BRINGEN DIE ROSE ZUM WEINEN

WARUM

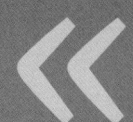

Warum schuf ER
Erde, Leben, Kosmos?

War ER einsam,
brauchte ER ein Spielzeug?

War es nur ein Pokerspiel,
oder führte Zufall die Regie?

Milliarden Sterne,
der Duft des Veilchens,
Myriaden von Atomen –
auch in der Gülle wohlgeordnet –
das Lächeln eines Kindes,
die Wärme eines Herzens –
alles Laune, alles Zufall?

ER ist allmächtig,
ER ist die Liebe!

Darum schuf ER
Erde, Leben, Kosmos.

Viele Ehrungen und Auszeichnungen

Urkunden, Diplome, Ehrenzeichen – im Nachlass von Ernst Brandl finden sich logischerweise viele, viele Auszeichnungen, die seine weit über Tirol hinausreichende Bedeutung dokumentieren. Abgesehen von seinem beruflichen Aufstieg in der Biochemie war er auch begehrter Wissensvermittler. So wurde er 1978 Honorarprofessor an der Universität Innsbruck und war ab 1979 Dozent für das Fachgebiet „Chemie und Technologie der Antibiotika" an der Technischen Universität Wien. Von 1974 bis 1982 scheint er als Mitherausgeber der angesehenen Internationalen Fachzeitschrift „The Journal of Antibiotics" auf. Anzuführen sind diesbezüglich auch seine Mitgliedschaften bei der Österreichischen biochemischen Gesellschaft, bei der Österreichischen biophysikalischen Gesellschaft, bei der Österreichischen Gesellschaft für Hygiene, Mikrobiologie und Präventivmedizin, beim Arbeitskreis für Chemotherapie sowie bei der Gesellschaft österreichischer Chemiker.

Bereits 1959 wurde ihm das Ehrenzeichen des Landes Tirol überreicht, 1966 folgte die Carl-Auer-von-Welsbach-Medaille, 1973 das Große Ehrenzeichen der Republik Österreich. 1980 erhob ihn seine Vaterstadt Schwaz zum Ehrenbürger, auch eine Straße wurde nach ihm benannt. „The Bristol Award for Anti-Infective Research" (1983) und die „Wilhelm-Exner-Medaille" (1983) waren weitere hohe Auszeichnungen. Besonders stolz war er auf das Ehrendoktorat der Universität Innsbruck (1984), und ein Jahr später durfte er den Wissenschaftspreis des Landes Tirol in Empfang nehmen. Dass sich sein Name auch im „Who is who in Österreich" und im Nachschlagwerk „Persönlichkeiten Europas" (Band Österreich) findet, versteht sich fast von selbst. Auch in Kundl wurde er nicht vergessen: Zum 75. Geburtstag wurde der Veranstaltungssaal in „Dr.-Brandl-Saal" getauft. Und anlässlich des 100. Geburtstags von Ernst Brandl organisiert der Heimat-Verein Kundl eine Ausstellung mit dem Titel „Vom Bier zum Penicillin V".

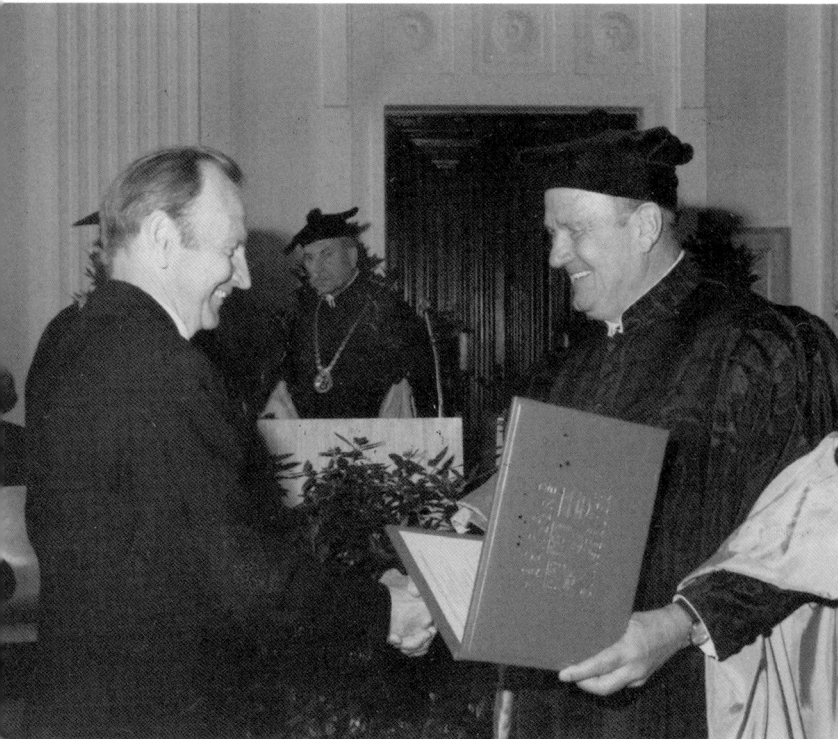

Verleihung des Ehrendoktorats an der Universität Innsbruck

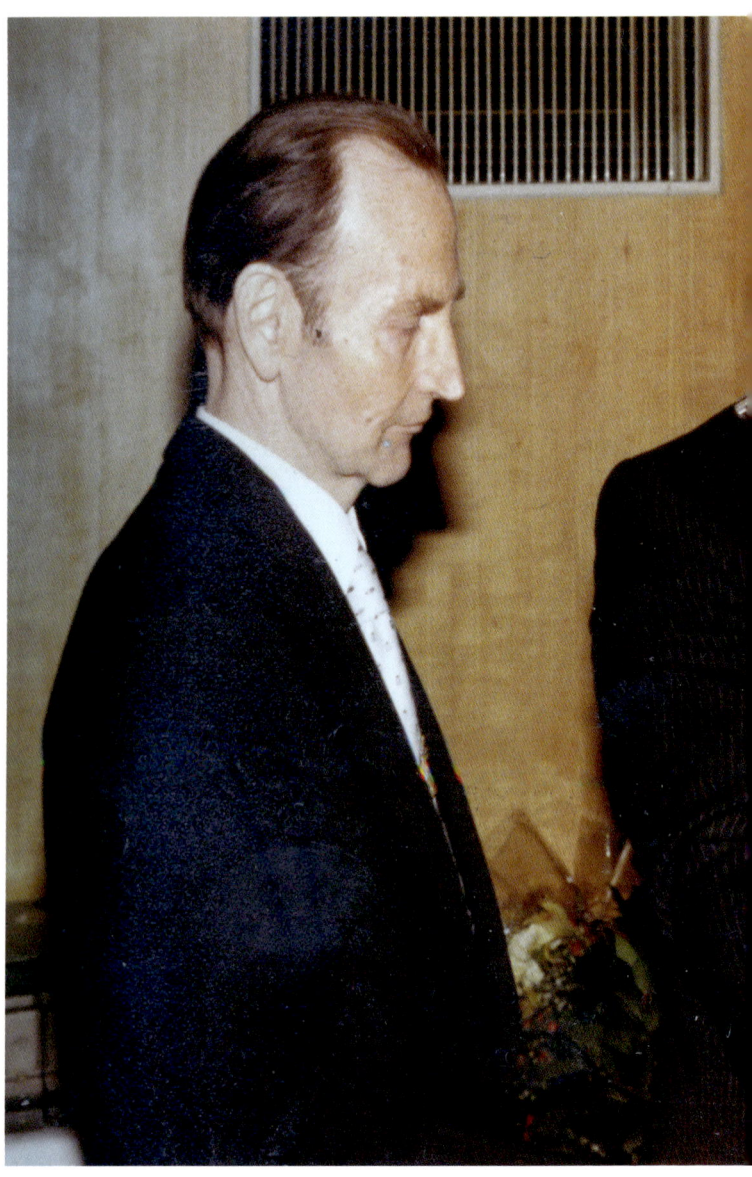

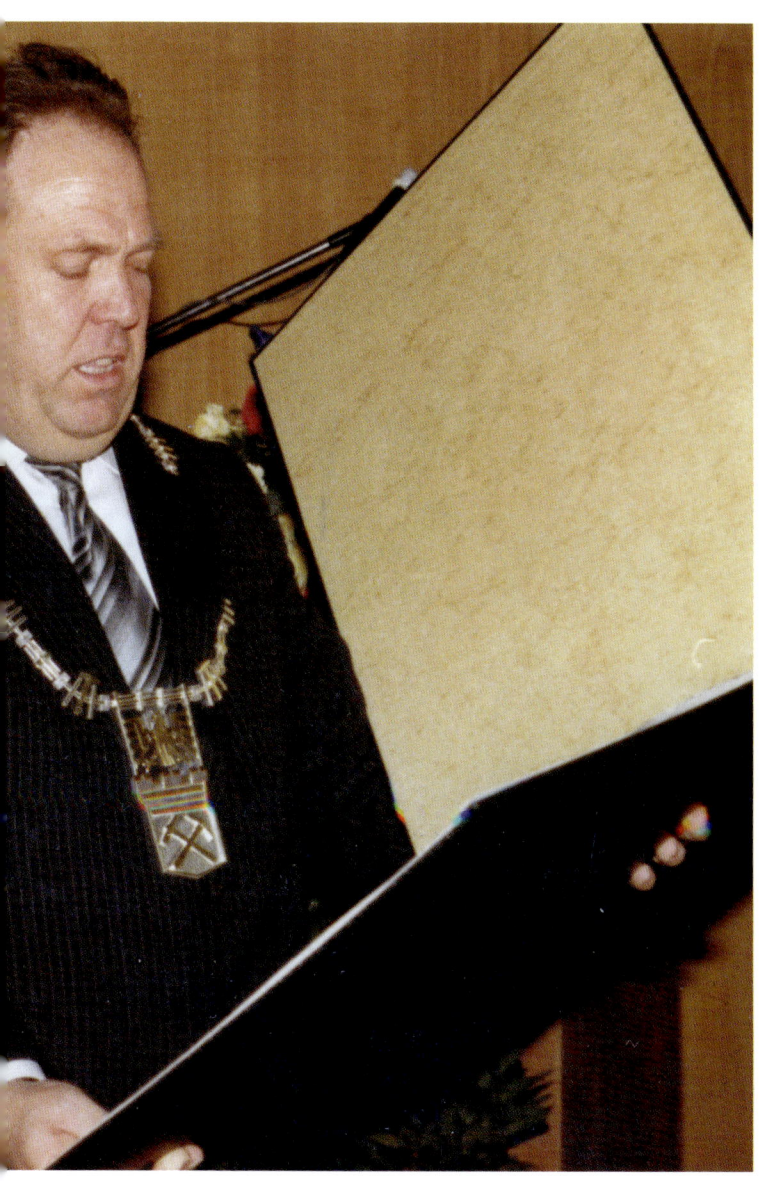

Im Jahr 1980 wurde Ernst Brandl (im Bild mit Bürgermeister Hubert Danzl) Ehrenbürger von Schwaz.

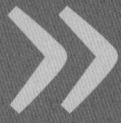

SCHÖPFUNG

Alles ist Schöpfung –

explodierende Sterne,
atomarer Staub;
ewige Nacht
und gleißende Helle;
ein Tropfen Tau
und tosende Wasser;
silbernes Mondlicht
und zuckende Blitze;
kosender Frühlingswind,
zerstörender Sturm;
zitterndes Veilchen,
versteinerte Eichen;
friedliche Schafe,
reißende Wölfe;
helfende Hände,
fanatischer Hass;
Menschen, die hungern,
Menschen, die morden,
Menschen, die lieben –

Alles ist Schöpfung.

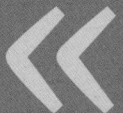

SCHULDIG

Warum bleibt der Friede mir verwehrt?
Weil Du die Luft verseucht
mit Deinem Auto, Deinen Sprays
und schuldig bist am Tod
von einem Tannenzweig.

Warum bleibt die Liebe mir verwehrt?
Weil den Boden Du verdorben
mit Deinem Dünger, Deinem Müll
und schuldig bist am Tod
von einem Regenwurm.

Warum bleibt der Himmel mir verwehrt?
Weil das Wasser Du vergiftet
mit Deiner Wirtschaft, Deiner Technik
und schuldig bist am Tod
von einem Oktopus.

Darum bleiben
Friede,
Liebe
und der Himmel
Dir verwehrt!

Ernst Brandl – wörtlich

Zitate aus persönlichen Aufzeichnungen
oder Interviews für diverse Medien

Über seine Kindheit und Jugend
Ich bin umgekehrt zur benediktinischen Regel erzogen
worden; also nicht: Ora et labora (bete und arbeite),
sondern labora et ora! (arbeite und bete) – das war die
Grundlage meines Lebens.
Von Kind auf war Selbstdisziplin etwas, was mich faszinierte, mir aber auch immer wieder half, schwierige Situationen zu bewältigen.

Über Hobbies, Freizeitgestaltung und Privatleben
Ich habe gesoffen und geraucht, Handball gespielt, unendlich viel fotografiert sowie – zur Entspannung – Rätsel gelöst.
Der Garten, die Fotografie und die Literatur zu den Problemkreisen Naturwissenschaft, Philosophie und Religion füllen die seltenen Mußestunden. Eine Hoffnung bleibt der Genuss meiner umfangreichen Plattensammlung und die Fortsetzung früherer sporadischer Versuche lyrischer Expressionen.
Mein Lebtag bin ich ein bunter Vogel gewesen. Ich war viel unterwegs, aber ich bin verwurzelt in Tirol.
Mir ist in meinem Leben vieles geschenkt worden. Vor allem aber – und dafür bin ich besonders dankbar – ab und zu auch Phasen der Besinnung, des Nachdenkens, des Erkennens. Etwas von dem weiterzugeben, materi-

ell und geistig, erschien mir als selbstverständliche Verpflichtung und Aufgabe.

Über Religion
Ich bin praktizierender Katholik – und verstehe darunter Aktivitäten im Sinn der Bergpredigt. Dabei liegt mir fundamentalistisches Denken fern. Toleranz und Liebe müssen unser Ziel sein.

Über die Tätigkeit in der Biochemie und die Penicillin V-Entdeckung
Nach Absolvierung des Doktorandums bewarb ich mich im Sommer 1949 um einen Platz als Ferialpraktikant in der jungen Biochemie Kundl. Das freie Kantinenessen erschien mir als zusätzliches Geschenk dafür, dass ich mit einem neuen Fach Bekanntschaft schließen durfte: der angewandten Mikrobiologie.

Es war eine tolle Zeit, weil wir mit „null komma Josef" angefangen haben und wir auf die Arbeit dressiert gewesen sind.

Da Fachkräfte kaum zu finden waren, mussten die meisten Mitarbeiter erst eingeschult werden. Geldmangel, Rohstoffmangel und Gerätemangel waren die ständigen Begleiter, die Organisationstalent, Kreativität und letzten Einsatz von jedem Einzelnen verlangten.

Über das, was nachher kam, denke ich oft nach: War es Zufall, Glück, Bestimmung – warum gerade ich?"

Das Zusammentreffen von Personen, Hintergründen und Begleitumständen, die diesen Erfolg möglich machten, war wie bei vielen anderen bedeutenden Entdeckungen und Erfindungen viel mehr als ein Zufall – es war ein Geschenk des Himmels.

„Mein schönstes Geschenk waren Zuschriften von Müttern, deren Kinder mit dem neuen Penicillin auf schmerzlose, einfache Weise ihre Gesundheit wieder erlangten."

Zur Welt von heute

Durch den Eingriff des Menschen ist die Erde in wenigen Jahrzehnten um Jahrtausende älter geworden, aber nicht besser!

Der Patient Erde schwebt in Lebensgefahr. Atomenergie, Rüstung, Gewalt, Verkehr, Gentechnik, Konsumdenken sind nur Symptome beziehungsweise Bedrohungsängste, die es gilt, mit Geduld und Verantwortungsbewusstsein in den Griff zu bekommen. Wissenschaft und Ethik müssen ebenso unzertrennbare Zwillinge werden wie Ökologie und Ökonomie. Eine Heilung ist wie bei allen Krankheiten nur möglich, wenn wir versuchen, die tieferen Ursachen zu verstehen und diese zu behandeln: Überbevölkerung, mangelnde Toleranz, fehlende Nächstenliebe.

Was immer ein Mensch in seinem Leben erreicht, hängt nur zum Teil von seiner Persönlichkeit ab. Mitverantwortlich sind zu einem nicht unerheblichen Anteil die Umgebung, in die er gestellt ist, die Menschen, die Mitarbeiter, mit denen er zu tun hat. Maßgebend ist aber auch die Einstellung der Familie, die positive Haltung der Ehefrau!

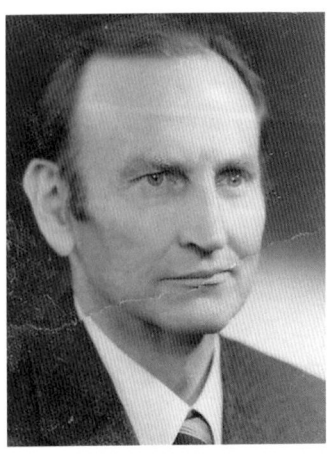

Ernst Brandl war zeit seines Lebens ein nachdenklicher Mensch.

BERGPREDIGT

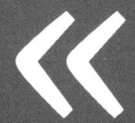

Selig sind alle,
die in der Liebe leben
und keine Gewalt anwenden;

denn das Halleluja der Ungeborenen
wird den Raureif der Herzen
zu Freudentränen schmelzen;

und der Jubelschrei der Erlösten
wird den Kriegslärm übertönen
und die Mauern des Hasses zerbrechen;

und die Hymne des ewigen Friedens
wird mit samtenen Klängen
den Flor tiefer Trauer verwehen;

und die Fanfaren aller Gerechten
werden das bittere Leid der Verfolgten
zum Triumph der Auferstehung führen;

und das Lied der Barmherzigkeit
wird das Dornengestrüpp der Not
in Bäume der Hoffnung verwandeln;

und des Allmächtigen Liebe
wird die Stunden der Armut
mit ewiger Seligkeit krönen.

Der lyrische Ernst Brandl

„… die Fortsetzung früherer sporadischer Versuche lyrischer Expressionen", nannte Ernst Brandl als eine der Tätigkeiten, die er nach seiner Pensionierung in Angriff nehmen wolle. Er hielt Wort. Gottlob, denn das Ergebnis sind hochgeistige, warnende, kritische, manchmal auch pessimistische Gedichte und Aphorismen, die auch in gedruckter Form aufliegen. Wobei es sogar einen lyrischen Paarlauf gab, denn auch Rosa Brandl bewies dichterisches Talent. 1987, ein Jahr nach Rosa Brandls Tod, erschien der Gedichtband „Aus einer Schale lass uns trinken", für den beide Ehepartner Beiträge geliefert hatten. „Zeit verbrennt" ist der Titel eines nur 16 Seiten starken Heftchens, das im Periodikum „Kleine Reihe" 1989 erschien. 1992 wurde im Tyrolia-Verlag der Gedichtband „Visionen – Gedanken zur Umwelt" herausgegeben. Im Vorwort warnt Ernst Brandl: „Der Patient Erde schwebt in Lebensgefahr. Atomenergie, Rüstung, Gewalt, Verkehr, Gentechnik, Konsumdenken sind nur Symptome bzw. Bedrohungsängste, die es gilt, mit Geduld und Verantwortungsbewusstsein in den Griff zu bekommen. Wissenschaft und Ethik müssen ebenso unzertrennbare Zwillinge werden wie Ökologie und Ökonomie. Eine Heilung ist wie bei allen Krankheiten nur möglich, wenn wir versuchen, die tieferen Ursachen zu verstehen und diese zu behandeln: Überbevölkerung, mangelnde Toleranz, fehlende Nächstenliebe."

Ein Jahr später erschien quasi als Fortsetzung „Das andere Ufer". Darin beschäftigt sich Ernst Brandl – wörtlich – „mit den seelischen Auswirkungen und Schwierigkeiten, die oft eine bedrückende Folge unserer Daseinszwänge sind – ein Schritt also von der Umwelt zur Innenwelt …"

„Im Schatten der Kastanie" (Untertitel: „Gedanken zum Leben") nennt sich Band drei, den er seiner zweiten Frau Monika widmet. „Eindrücke von Blumen und Landschaften sowie Liebe und Freundschaft sind die Themen, die in den vorliegenden Gedichten ihren Ausdruck finden", erklärt der Autor im Vorwort.

Illustriert wurden die drei Büchlein vom Schwazer Künstler Martin Schwarz-Lahnbach, einem „Seelenverwandten" und Verwandten von Ernst Brandl. „Seine Bilder sind nicht ‚illusionistisch perfekte Wiedergabe einer scheinbaren Wirklichkeit', sondern fordern vom Betrachter das Sich-hinein-Versenken und gedankliche Auseinandersetzung", hält der Autor erklärend fest.

Zwischen den einzelnen Kapiteln dieser Dokumentation sind Kostproben aus dem lyrischen Nachlass von Ernst Brandl abgedruckt.

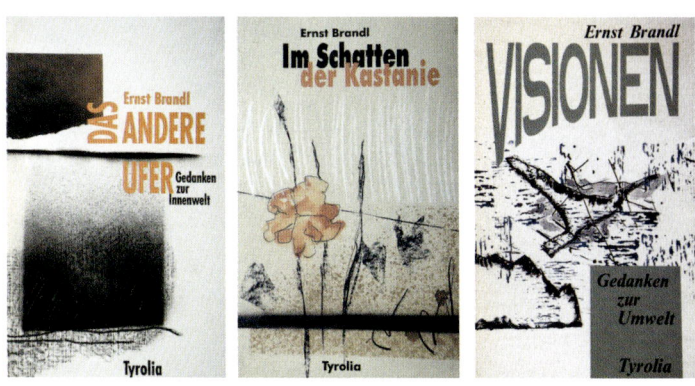

Die literarischen Werke von Ernst Brandl

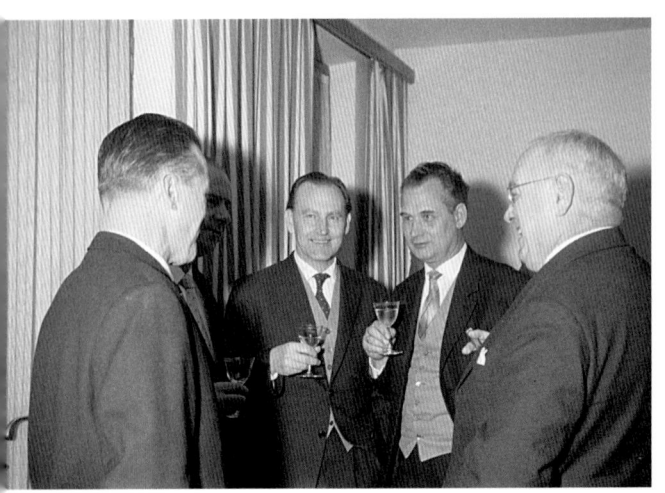
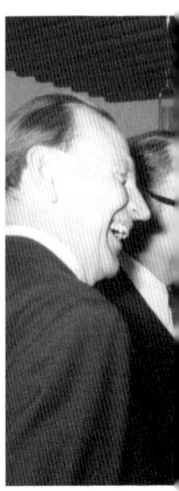
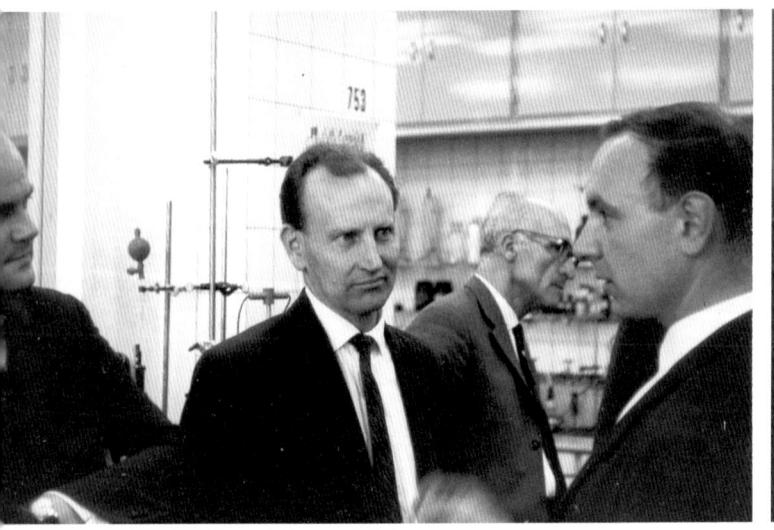
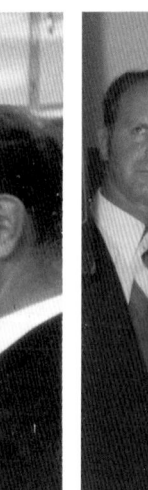

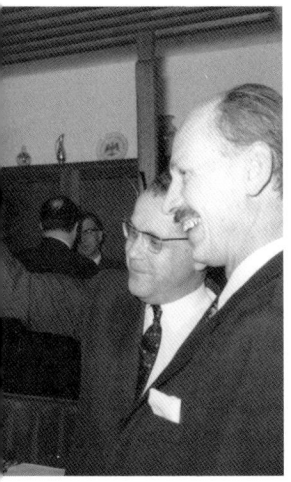
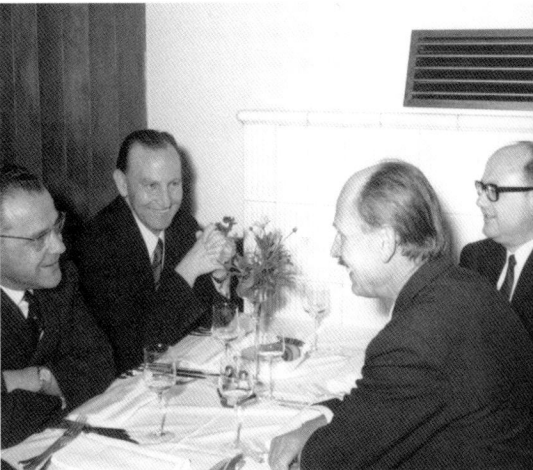

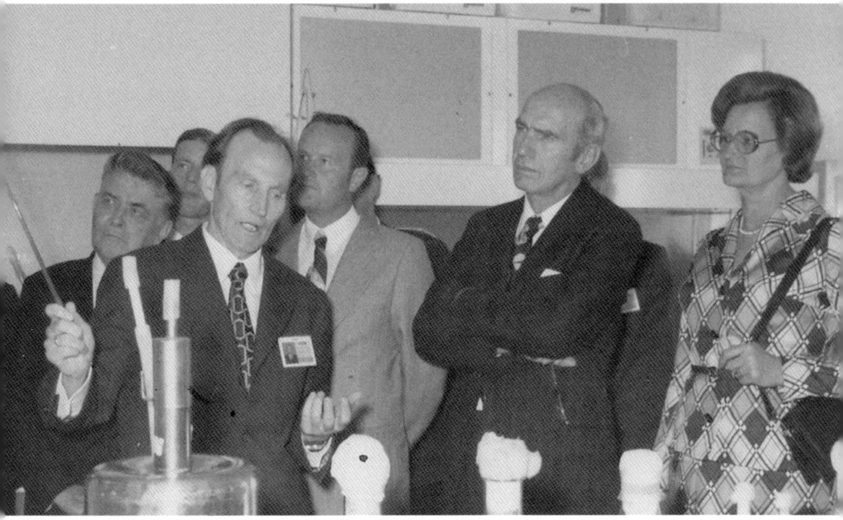

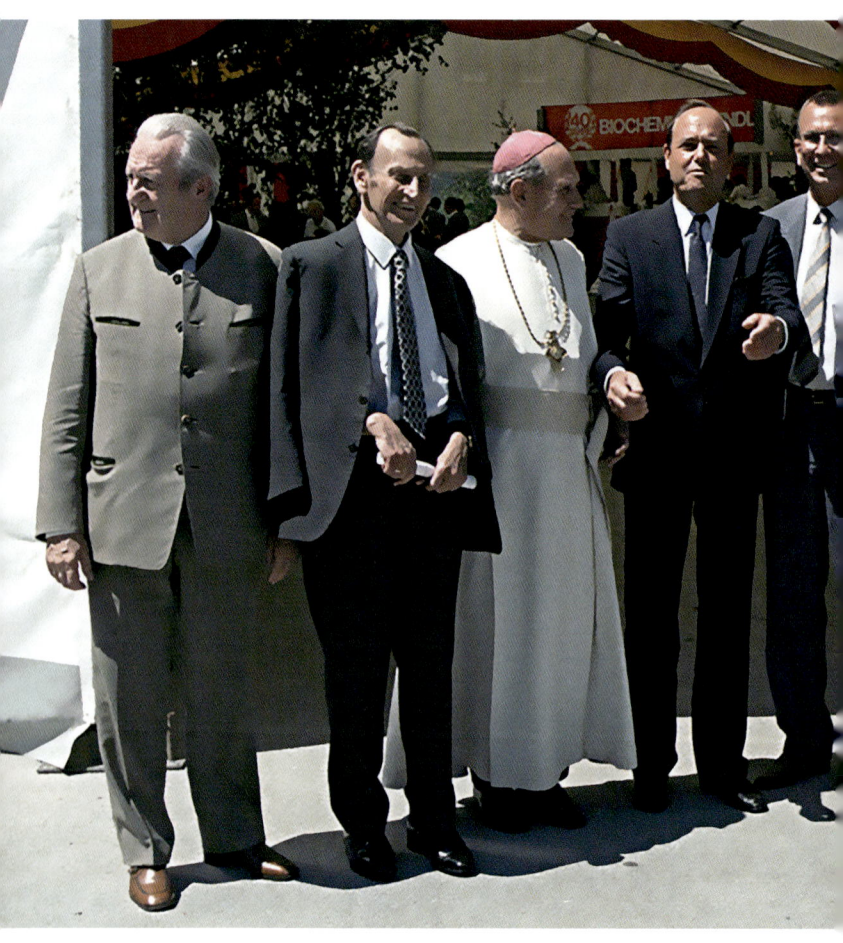

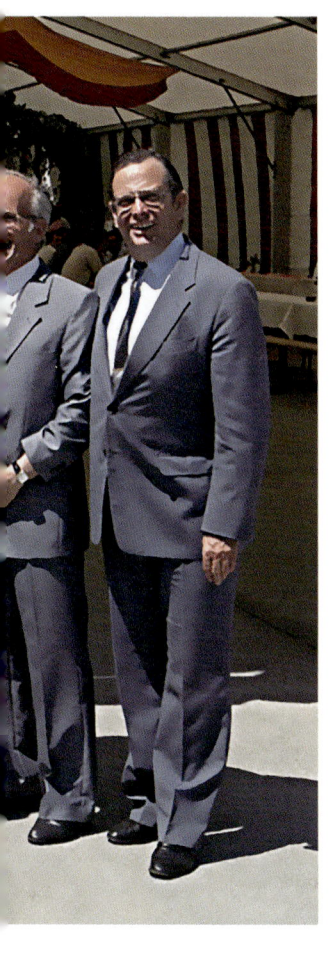

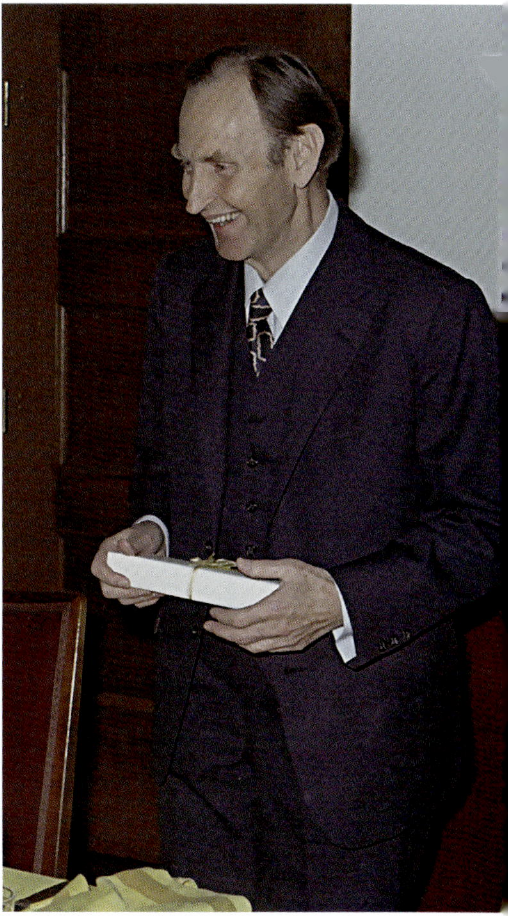

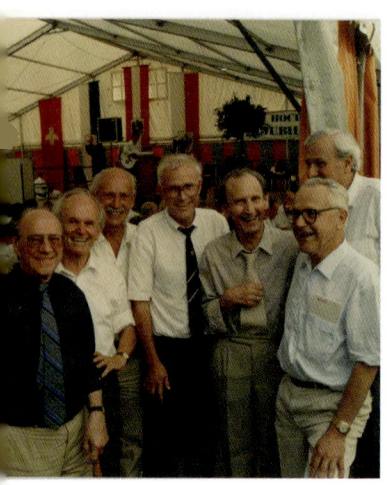

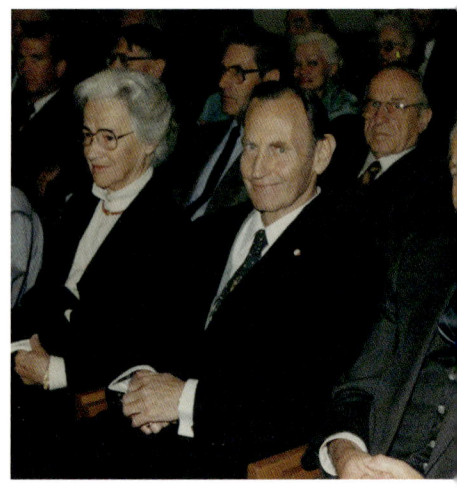

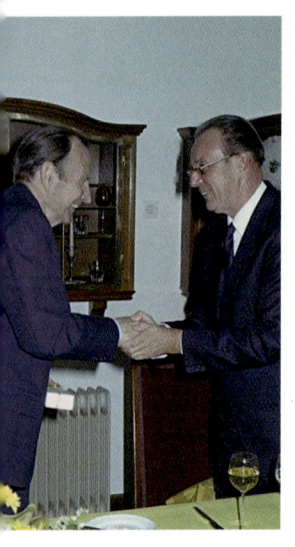

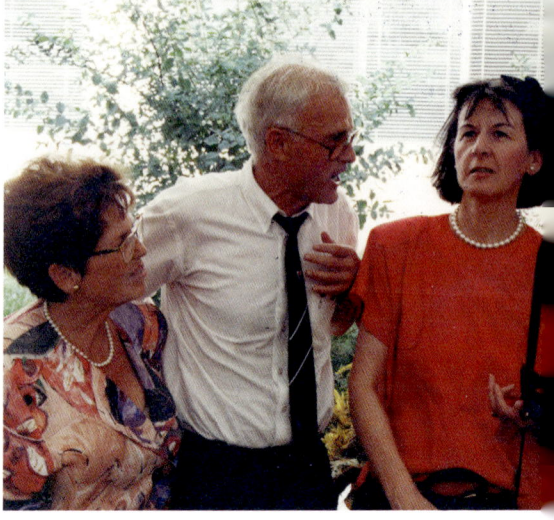

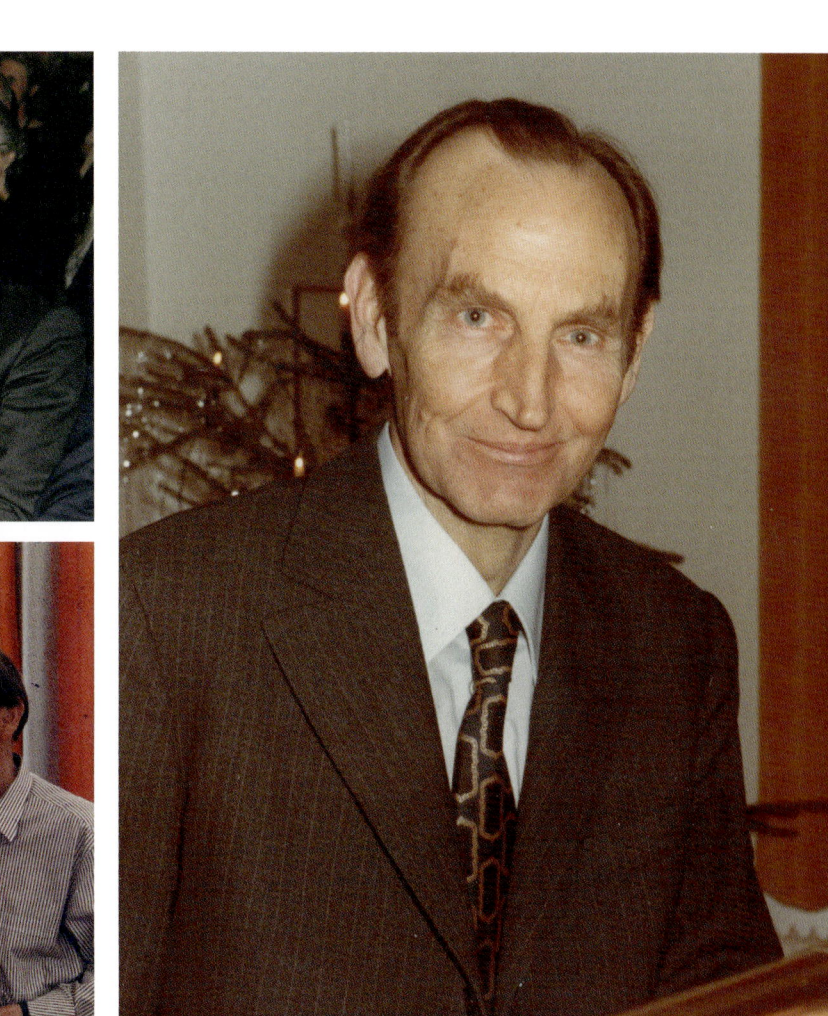

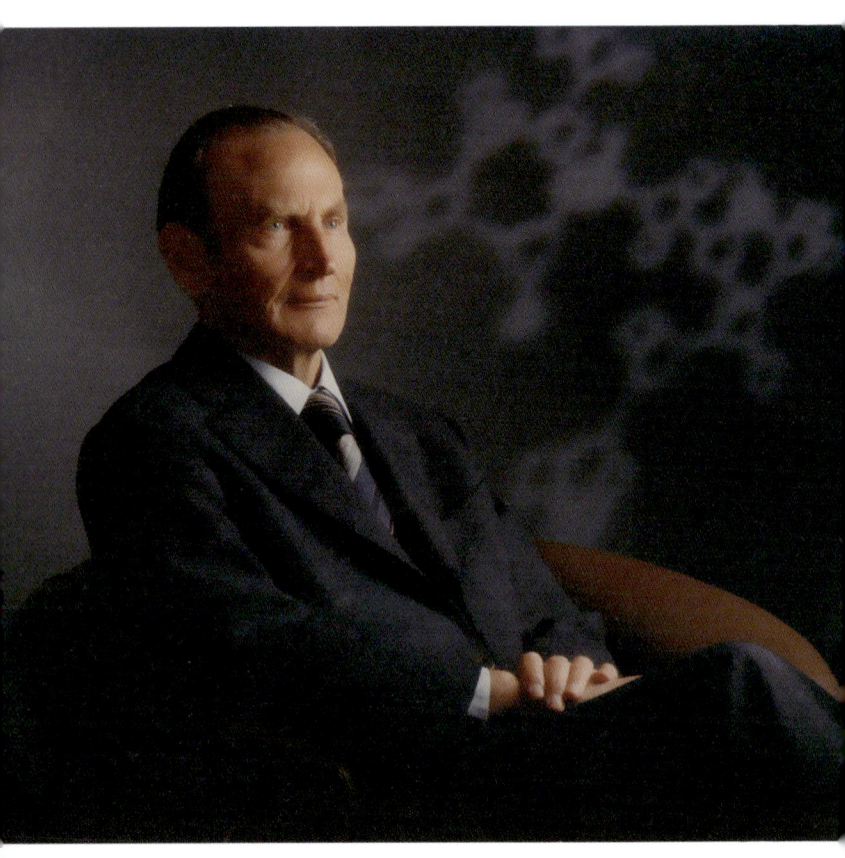

LIEBE TRÄGT UNS

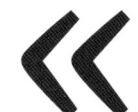

Im Hass zerbrechen die kostbaren Stunden,
Liebe heilt die geschlagenen Wunden.
Liebe lässt uns das Dasein verstehen,
bringt Sinn in das Kommen und Gehen.
Liebe steht am Anfang des Lebens,
mit ihr ist kein Hoffen vergebens.
Liebe reicht uns die gütigen Hände,
Liebe trägt uns zum seligen Ende.

Danksagung

Die Erstellung dieses Werks wäre ohne Hilfe von Menschen mit Insiderwissen nicht möglich gewesen. Es ist mir daher ein Bedürfnis, den wichtigsten zu danken. Sie haben mir durch Tipps, direkte Informationen, leihweise Überlassung von Unterlagen beziehungsweise Fotos oder Hinweise auf weiterführende Quellen die Arbeit wesentlich erleichtert.

Diesbezüglich ist vor allem Monika Brandl-Knapp zu nennen, die mir persönliche Einblicke in ihr Leben mit Ernst Brandl gewährt und viele private Fotos überlassen hat.

Viel Hintergrundwissen (und Fotos) hat Dr. Hans Troger weitergegeben, der – noch von Ernst Brandl angestellt – viele Jahre in Kundl gearbeitet hat.

Mag. Erich Brandl hat mir die von ihm erarbeitete „Brandl"-Chronik überlassen und mir damit den familiären Umkreis des großen Wissenschafters nähergebracht. Diesbezüglich sind weiters Dr. Ulrich Brandl, Dr. Peter Brandl, Franz Brandl, Marlene Kirchmair und ihr Bruder Hansjörg Reiter zu nennen.

Auch Jakob Mayer (Heimatverein Kundl) und Dr. Hannes Margreiter (Sohn von Hans Margreiter) haben mir wichtige Zusatz- oder Hintergrundinformationen zukommen lassen. Ursula Kirchner vom Zentrum für Geschichte und Kultur der Stadt Schwaz erleichterte mir vor allem bei der technischen Bearbeitung des Fotoschatzes meine Arbeit. Und einmal mehr danke ich Manfred Berkmann und seinem Team vom Stadtmarketing für die Abwicklung einiger Fotowünsche.

Der Autor

Bildnachweis

Archiv Biochemie, Foto Angerer, Böhm, Stadtmarketing Schwaz, Stadtchronik Schwaz, Stadtarchiv Schwaz, Monika Brandl, Peter Hörhager, Franz Brandl, Heimat-Verein Kundl, Dr. Hans Troger, Marlene Kirchmair, Tita Binz, Pressephoto Fayer, Foto Murauer, Foto-Atelier Ketzler

Quellen

Alexander Helmut: Innovatives Tirol / Techniker – Erfinder – Unternehmer (IV Tirol). Innsbruck 2007
Archiv Monika Brandl
Auer Werner / Gamper Kurt: Tirol. Schöpferisches Land. Innsbruck 1984
Biochemie Info, 18. Ausgabe, April 1996
Brandl Ernst: Zeit verbrennt. Innsbruck 1989
Brandl Ernst: Visionen. Innsbruck 1992
Brandl Ernst: Das andere Ufer. Innsbruck 1993
Brandl Ernst: Im Schatten der Kastanie. Innsbruck 1994
Chronik der Biochemie, Teil 1: 50 Jahre Technologie fürs Leben
Egg Erich / Gstrein Peter / Sternad Hans: Stadtbuch Schwaz. Natur – Bergbau – Geschichte. Schwaz 1986
Forcher Michael: Tirols Geschichte in Wort und Bild. Innsbruck 1984
Heimatblätter: Schwazer Kulturzeitschrift, Nr 15 / 1985
Hörhager Peter: 150 Jahre Kolpingbühne Schwaz
Homepage Novartis
Koenig Joseph: Die Penicillin-V-Story. Innsbruck 1984
Pauliner Forum Nr. 27 (Dezember 1997)
Riedl Elisabeth: Penicillin V. Eine Sternstunde der Biochemie Kundl, 1981
SANDOZ-Gazette, Nr. 158
SANDOZ-Gazette, Nr. 163
Schwaz. Der Weg einer Stadt. Innsbruck 1999
Sonderdrucke des Heimat-Vereins Kundl
Tiroler Landesmuseum Ferdinandeum, Sonderdruck (Band 71 / Jahrgang 1991)
Tiroler Tageszeitung: Mister Penicillin V. Innsbruck, 24. 10. 1985
Tiroler Tageszeitung: Forschen, denken, mahnen. Innsbruck, 9. 10. 1993
Tiroler Tageszeitung: Ein groß(zügig)er Schwazer. Innsbruck, 12.06.2015
Wikipedia

Der Autor

Peter Hörhager (geb. 1950) war von 1977 bis 2013 Redakteur der Tiroler Tageszeitung und ist auch nach seiner Pensionierung noch als freier Mitarbeiter für dieses Medium tätig. Neben seiner journalistischen Tätigkeit verfasste er eine Reihe von Publikationen. Unter anderem mehrere Ausgaben der „Schwazer Kostbarkeiten", Festschriften für diverse Vereine, eine Dokumentation über das Staner Anklöpfeln, heiter-satirische Texte für das Gauderfest und die Neujahrsempfänge der Stadt Schwaz sowie Beiträge in den Schwazer Heimatblättern und das Dorfbuch Stans. Den Europasommer Fiecht begleitete er als für die Öffentlichkeitsarbeit zuständiger Pressereferent.

Die Reihe – Schwazer Kostbarkeiten

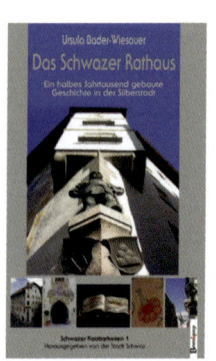

Schwazer Kostbarkeiten Bd. 1

Ursula Bader-Wiesauer
Das Schwazer Rathaus
Ein halbes Jahrtausend gebaute
Geschichte in der Silberstadt

farbig illustriert, gebunden
ISBN 978-3-85093-268-4

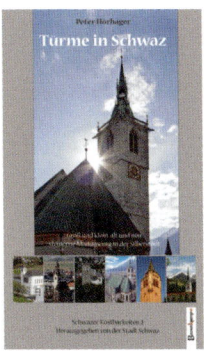

Schwazer Kostbarkeiten Bd. 2

Peter Hörhager
Türme in Schwaz
Groß und klein, alt und neu:
steinerne Monumente in der Silberstadt

farbig illustriert, gebunden
ISBN 978-3-85093-275-2

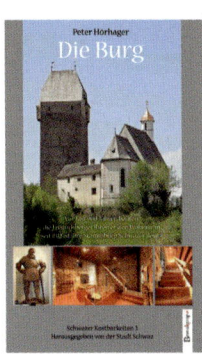

Schwazer Kostbarkeiten Bd. 3

Peter Hörhager
Die Burg
Vor fast 900 Jahren bauten die
Freundsberger ihren ersten Wohnturm.

farbig illustriert, gebunden
ISBN 978-3-85093-295-0

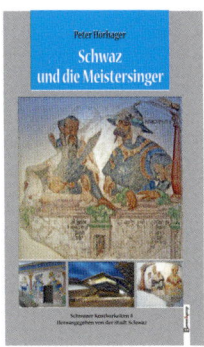

Schwazer Kostbarkeiten Bd. 4

Peter Hörhager
Schwaz und die Meistersinger
Im Jahr 1513 weilte Hans Sachs in Schwaz
und initiierte eine Meistersingerschule.

farbig illustriert, gebunden
ISBN 978-3-85093-315-5

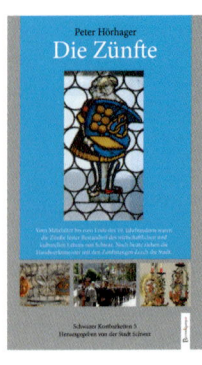

Schwazer Kostbarkeiten Bd. 5

Peter Hörhager
Die Zünfte
Vom Mittelalter bis zum Ende des 19. Jahrhunderts waren die Zünfte fester Bestandteil des wirtschaftlichen und kulturellen Lebens von Schwaz.

farbig illustriert, gebunden
ISBN 978-3-85093-330-8

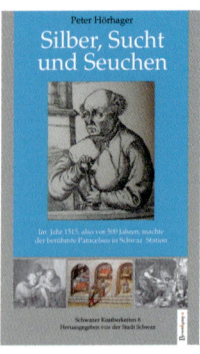

Schwazer Kostbarkeiten Bd. 6

Peter Hörhager
Silber, Sucht & Seuchen
Im Jahr 1515, also vor 500 Jahren, machte der berühmte Paracelsus in Schwaz Station.

farbig illustriert, gebunden
ISBN: 978-3-85093-350-6

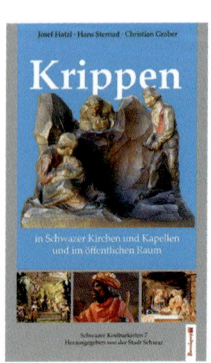

Schwazer Kostbarkeiten Bd. 7

Josef Hatzl / Hans Sternad / Christian Graber
Krippen in Schwazer Kirchen und Kapellen und im öffentlichen Raum

farbig illustriert, gebunden
ISBN: 978-3-85093-358-2

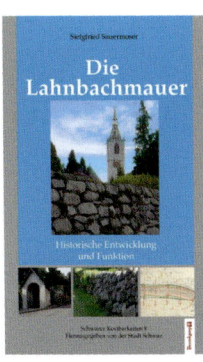

Schwazer Kostbarkeiten Bd. 8

Siegfried Sauermoser
Die Lahnbachmauer
Historische Entwicklung und Funktion

farbig illustriert, gebunden
ISBN: 978-3-85093-362-9

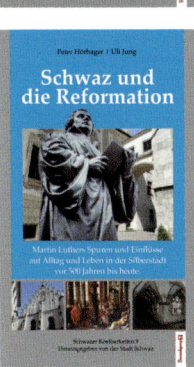

Schwazer Kostbarkeiten Bd. 9

Peter Hörhager / Uli Jung
Schwaz und die Reformation
Martin Luthers Spuren und Einflüsse auf Alltag und Leben in der Silberstadt vor 500 Jahren bis heute.

farbig illustriert, gebunden
ISBN: 978-3-85093-382-7

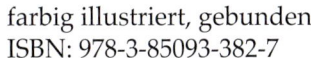

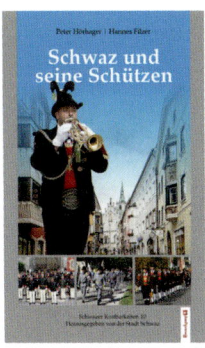

Schwazer Kostbarkeiten Bd. 10

Peter Hörhager / Hannes Filzer
Schwaz und seine Schützen

farbig illustriert, gebunden
ISBN: 978-3-85093-388-9